Kuharska knjiga receptov z nizko vsebnostjo ogljikovih hidratov

100 okusnih obrokov za zdrav življenjski slog

Simona Pavlič

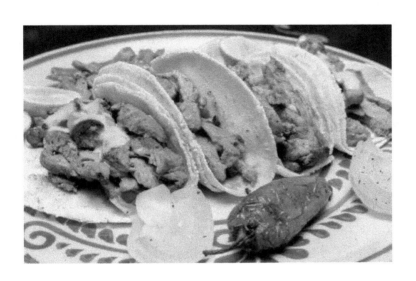

Kazalo

5

7

UVOD

Poleg čistega sladkorja je preveč ogljikovih hidratov odgovorno za neželeno pridobivanje telesne teže z naraščajočo ljubeznijo. Eden od razlogov, da je nizka vsebnost ogljikovih hidratov stalen trend. Pri low carb dieti (v prevodu malo ogljikovih hidratov) gre za drastično zmanjšanje ogljikovih hidratov v prehrani. Kajti šele pri zmanjšanem vnosu sladkorja in ogljikovih hidratov se telo vrne na svoje energijske zaloge (maščobne blazinice) in tako poskrbi za zmanjšanje telesne teže ob domnevnem pomanjkanju hrane.

Da bi se torej znebili nepriljubljenih ljubezenskih prijemov, je še posebej učinkovita dieta z recepti brez ali z manj ogljikovimi hidrati. Vendar je treba upoštevati, da se obstoječe maščobne celice med dieto samo izpraznijo in nato ostanejo v telesu. Če se prehitro vrnete k staremu, nezdravemu slogu prehranjevanja, se boste hitro napolnili.

Katera živila so dovoljena na dieti z malo ogljikovimi hidrati?

Čim se prehranjujete po low carb metodi, torej zmanjšate število ogljikovih hidratov v hrani, se lahko hkrati poveča delež maščob in beljakovin, ki se v telesu ne uskladiščita v enaki meri. V nasprotju z drugimi oblikami diete primanjkljaj kalorij ni povezan z občutkom lakote. Več maščob in beljakovin ustvarja tudi dolgotrajnejši občutek sitosti. Zato ne bodite lačni, temveč sladkor in ogljikove hidrate nadomestite z jedmi z visoko vsebnostjo beljakovin in nizko vsebnostjo ogljikovih hidratov.

Tem živilom se morate izogibati

Naslednja živila so glavni krivci za neželeno pridobivanje telesne teže. Poleg vseh oblik sladkorja so to krompir, riž in vsi izdelki iz pšenične moke, kot so testenine, pice in kruh. Njihova nenadzorovana poraba postane opazna ob previsokem zaužitju, pretvorjenem v sladkor, kot nepriljubljeno in pogosto nenehno rastočo maščobno rezervo.

Poleg tega se je treba izogibati vsem oblikam medu in sladkorja, marmeladam, Nutelli, vsem sladkarijam, umetnim sladilom in industrijsko proizvedenim sokovom v jedeh z malo ogljikovimi hidrati. Pri žitu in zelenjavi se je treba izogibati krompirju, rižu, vsem izdelkom iz pšenične moke, kot so pica, kruh, pecivo, torte in rezanci, ter vsem industrijsko izdelanim končnim izdelkom. Tudi nekatera posebej škrobnata živila, kot so banane, koruza, pastinak, sladki krompir, grah in musliji, niso nujno priporočljiva.

Kako dobra je nizka vsebnost ogljikovih hidratov in kako se lahko izognemo jo-jo učinku?

Če se želite izogniti strašnemu jo-jo učinku hitrega pridobivanja telesne teže po redukcijski dieti, je splošna sprememba prehranjevalnih navad, ki ste jih vzljubili, neizogibna. Pomembno vlogo ima tudi prilagoditev prehranjevanja starosti. V starosti telo za razliko od mlajših zaradi hormonskih sprememb hitreje ustvarja obsežne maščobne zaloge. Strogi kratkoročni prehod na nizko vsebnost ogljikovih hidratov tukaj dela čudeže. Vendar nutricionisti odsvetujejo stalno, strogo dieto v skladu z nizko vsebnostjo ogljikovih hidratov. Da bi se izognili jo-jo efektu, potem priporočajo uravnoteženo prehrano s približno 50% ogljikovimi hidrati. Tako vam ni treba ves čas brez ljubljenega kruha, krompirja in slastnih testenin.

RECEPTI Z NIZKO OGLJIKOVIMI HARDIJI

1 . Mojito: izvirni recept

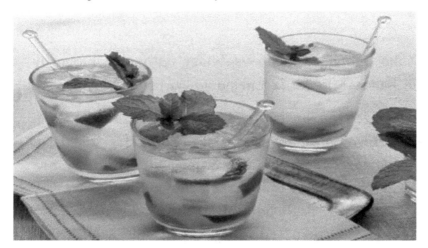

SESTAVINE

- 20 listov mete.
- sladkor v prahu.
- kubanski rum
- 3 zelene limone.
- peneča voda

PRIPRAVA

1. Zdrobite 20 listov mete s 5 žlicami. žlička sladkorja v prahu v posodo, dodajte 30 cl kubanskega ruma, sok 3 velikih limet in dobro premešajte.
2. Nalijte v 6 kozarcev, nato dodajte malo gazirane vode, kot je Perrier, in malo zdrobljenega ledu.
3. Okrasite z listi mete.

2. Zvit piškotek: osnovni recept

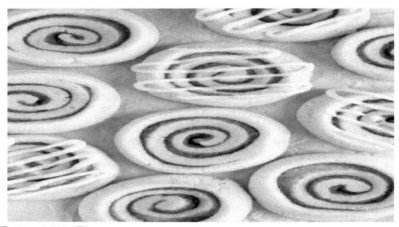

SESTAVINE

- 120 g sladkorja + 1 žlička. s kavo.
- 4 jajca
- 120 g moke.
- 25 g stopljenega masla

PRIPRAVA

1. Pečico segrejte na th. 7/210 °.
2. Pekač vzamemo iz pečice in nanj položimo list papirja za peko.
3. Rumenjake ločimo od beljakov, rumenjake in sladkor stepamo toliko časa, da zmes pobeli in med mešanjem dodajamo moko.
4. Iz beljakov stepemo trd sneg z žličko sladkorja, ga nežno vmešamo, dvignemo pripravek in dodamo stopljeno maslo.
5. Testo z lopatko razporedimo po peki papirju in oblikujemo pravokotnik.
6. Pečemo 8 minut, biskvit vzamemo iz pečice, ga s peki papirjem položimo na delovno površino in pokrijemo z vlažno krpo.
7. Pustimo stati 10 minut, odstranimo kuhinjsko krpo, biskvit obrnemo, zvijemo nase in do uporabe zavijemo v folijo.

3. Mac in sir z nizko vsebnostjo maščob

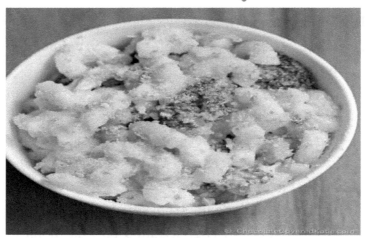

SESTAVINE

- .1 1/2 t. skuhanih in odcejenih makaronov.
- 1 majhna čebula, sesekljana.
- 9 rezin, 2/3 oz močnega sira cheddar z nizko vsebnostjo maščob.
- 1 12 oz pločevinka evaporiranega posnetega mleka.
- 1/2 t. piščančja juha z nizko vsebnostjo natrija.
- 2 1/2 žlici (e) žlici pšenične moke okoli
- .1/4 čajne žličke worcestershire omake.
- 1/2 čajne žličke suhe gorčice.
- 1/8 čajne žličke popra.
- 3 žlice (žlice) drobtin.
- 1 žlica (-e) margarine, zmehčane

PRIPRAVA

1. Globok pekač poškropite z rastlinskim oljem, razporedite 1/3 makaronov, 1/2 čebule in sir. Ponovite plasti in končajte z makaroni. Stepajte mleko, juho, moko, gorčico, Worcestershire omako in poper, dokler se ne združijo. Prelijemo po plasteh. Zmešajte drobtine in margarino, nato potresite po vrhu. Pecite nepokrito pri 375 stopinjah 30 minut, dokler ni vroča in mehurčkasta.

4. Recept za zelenjavo

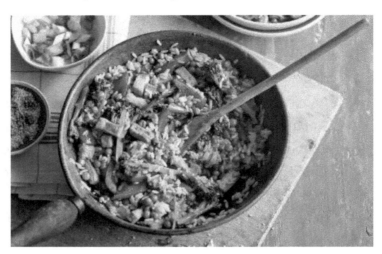

SESTAVINE

- .2 čebuli.
- 2 korenčka.
- 1 pastinak.
- 1 koromač
- .250 g žit.
- olivno olje.
- kurkuma sol, poper.
- bučna semena

PRIPRAVA

1. Na zmernem ognju pražimo: narezano čebulo , dodamo kurkumo po želji, dobro popopramo, nato dodamo 2 korenčka (tukaj 1 vijolični, 1 rumen), 1 pastinak, 1 na kocke narezan koromač, solimo in popramo, med občasnim mešanjem kuhamo

2. V vreli slani vodi skuhamo 1 250g zavojček kosmičev (kot bulgur kvinoja iz Monoprixa, ki se skuha v 10 minutah), odcedimo, stresemo v solatno skledo, začinimo z 2 žlicama. žlice oljčnega olja, na vrh prelijemo zelenjavo, potresemo s praženimi bučnimi semeni 3 minute v ponvi.

5. Burgerji s kremno omako in ocvrtim zeljem

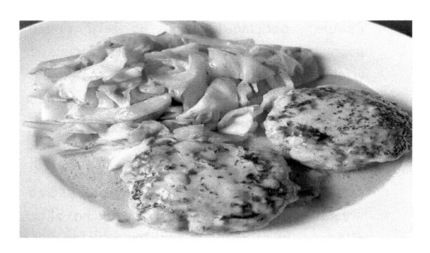

SESTAVINE

- Burgerji
- 650 g mletega mesa (mletega)
- 1 jajce
- 85 g feta sira
- 1 čajna žlička Sol
- ¼ žličke mleti črni poper
- 55 g (220 ml) svežega peteršilja, drobno sesekljanega
- 1 žlica olivno olje, za cvrtje
- 2 žlici. maslo, za cvrtje

omako

- 180 ml smetane (ali smetane) stepemo
- 2 žlici. sesekljan svež peteršilj
- 2 žlici. paradižnikova pasta ali ajvarjeva omaka
- sol in poper

Ocvrto zeleno zelje

- 550 g naribanega belega zelja
- 85 g masla
- sol in poper

Navodila

Kremni burgerji:

1. Zmešajte vse sestavine za hamburgerje in jih sestavite osem, daljših kot širokih.
2. Na zmernem ognju jih pražimo na maslu in olivnem olju vsaj 10 minut oziroma toliko časa, da se polpeti okusno obarvajo.
3. Dodajte paradižnikovo pasto in smetano za stepanje v ponev, ko so burgerji skoraj gotovi. Premešamo in pustimo, da smetana zavre.
4. Pred serviranjem po vrhu potresemo sesekljan peteršilj.

Zeleno zelje, ocvrto na maslu:

1. Ohrovt narežemo na trakove ali uporabimo kuhalnico.
2. V ponvi raztopimo maslo.
3. Narezano zelje dušimo na zmernem ognju vsaj 15 minut oziroma toliko časa, da dobi zelje želeno barvo in teksturo.
4. Pogosto premešajte in proti koncu ogenj nekoliko zmanjšajte. Začinimo po okusu.

6. Jezuitski recept

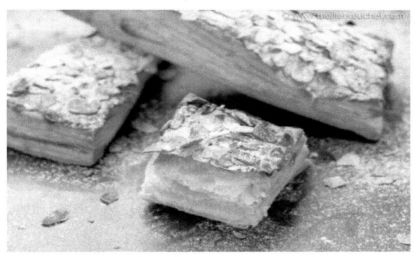

SESTAVINE

- .50 g mandljevega prahu.
- 50 g sladkorja.
- 50 g masla
- .1 jajce.
- 1 likerski kozarec (kozarčki) ruma

PRIPRAVA

1. Naredite dva tanka puff trakova, široka 12 cm.
2. Okrasite s tanko plastjo mandljeve kreme.
3. Oba robova navlažite z vodo s čopičem. Na vrh položite drugi zvitek, stisnite robove, da jih zvarite.
4. Površino porjavite z jajcem in na vrh posejte mandlje v prahu. Tako dobljen trak narežemo na trikotnike, ki jih položimo na pekač in spečemo v vroči pečici.
5. Ko vzamete iz pečice, potresite s sladkorjem v prahu. Maslo zmehčamo v smetano, hkrati dodamo mandlje in sladkor.
6. Z metlico močno delamo, da dobimo penasto zmes. Dodajte celo jajce, nato rum.

7. Recept za čokoladni sladoled

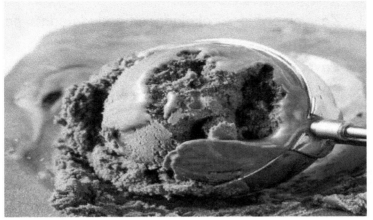

SESTAVINE

- .6 rumenjakov.
- 200 g sladkorja.
- 1/2 l mleka
- .300 ml tekoče kisle smetane.
- 100 g nesladkanega kakava

PRIPRAVA

1. Za pripravo čokoladnega sladoleda po receptu:
2. Zavremo mleko.
3. Rumenjake in 150 g sladkorja stepamo toliko časa, da zmes pobeli.
4. Dodamo kakav in premešamo.
5. Počasi prilivamo mleko in mešamo, da dobimo zelo tekoč pripravek. Vse skupaj ponovno segrevajte na nizkem ognju, da se zgosti (ne da zavre).
6. Pustite, da se ta sok ohladi.
7. Smetano in preostali sladkor močno stepemo. Pripravek vmešajte v sok. Turbina

8. Poljski perogiji, domači recept

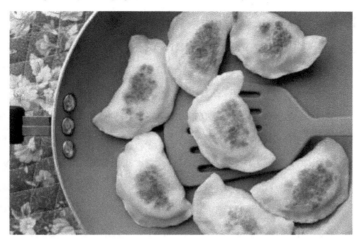

SESTAVINE

- .2 funta odcejene skute ali sira stane.
- 10 t. vodo.
- 1 t. rahlo popečenih krušnih drobtin.
- 3 žlice olja
- .4 velika jajca, stepena.
- 1 1/2 čajne žličke soli.
- 2 t. moke, za vse namene in dovolj za pripravo testa

PRIPRAVA

1. V srednje veliki skledi pretlačite sir z vilicami. Vmešajte jajca, ½ žličke. sol, moko in premešamo, da nastane pasta. Testo razvaljamo na pomokano desko in razdelimo na 4 dele. Vsak kos raztegnite v 12'' dolg in 2'' širok pravokotnik. Vsak kos prerežite diagonalno, da dobite približno 10 kosov. Zavremo vodo in dodamo 1 žličko. desel. Ogenj zmanjšamo, da voda rahlo vre in vanjo potopimo tretjino raviolov. Dušite nepokrito, dokler se ne dvignejo. Odstranite jih s lopatico, odcedite. Ponavljajte, dokler niso vsi krofi pečeni. Postrezite z malo popečenih kruhovih drobtin.
2. Naredi približno 40 perogij.

9. Osnovni recept za granolo

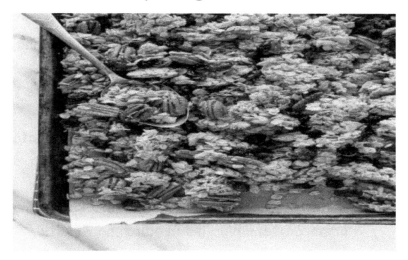

SESTAVINE

- .300 g ovsenih kosmičev.
- 100 g celih mandljev.
- 100 g sončničnih semen.
- 100 g bučnih semen.
- 50 g sezamovih semen.
- 50 g suhega grozdja
- .10 cl tople vode.
- 50 g tekočega medu.
- 4 žlice hladno stiskanega sončničnega olja.
- 1 čajna žlička vanilije v prahu.
- 1 malo morske soli

PRIPRAVA

1. Vklopite pečico. 5/150 °.
2. V skledo dajte ovsene kosmiče, semena, mandlje, rozine, sol in vanilijo.
3. Zmešajte vročo vodo, med in olje ter vlijte v skledo.
4. Mešajte, dokler se tekočina ne vpije, nato zmes razporedite po pekaču, obloženem s listom pergamentnega papirja.
5. Kuhajte 30 do 45 minut, občasno premešajte. Ohladimo in odložimo v škatlo.

10. Osnovna torta po receptu

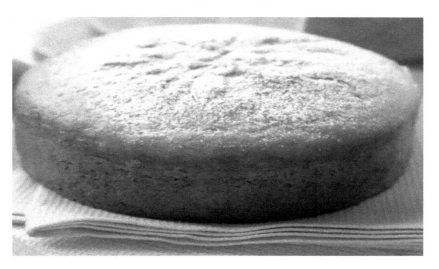

SESTAVINE

- .100 g temne čokolade.
- 200 g masla + 1 oreh.
- 100 g sladkorja + 1 malo.
- 4 jajca.100 g moke
- .50 g koruznega škroba.
- 30 g nesladkanega kakava.
- 1 zravnana žlička pecilnega praška.
- 1 čajna žlička vanilije v prahu ali cimeta

PRIPRAVA

1. Vklopite pečico. 6/180 °.
2. Pekač premažemo z maslom in ga malo potresemo s sladkorjem.
3. Na koščke nalomljeno čokolado in maslo stopite v mikrovalovni pečici ali parnem kotlu.
4. Cela jajca in sladkor stepamo toliko časa, da zmes postane bela, ter ju primešamo stopljeni čokoladi in maslu.
5. Dodajte moko, koruzni škrob, kakav, pecilni prašek, vanilijo ali cimet. To testo lahko zamesite s kuhalnico ali mešalnikom.
6. Vlijemo v model in pečemo v pečici 30 do 40 minut. Konica noža, zataknjena v sredino, mora izstopiti skoraj suha.
7. Torto obrnite in pustite, da se ohladi na rešetki.

11. Recept za gobe Morel

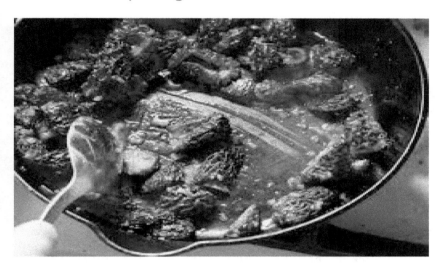

SESTAVINE

- .250 g smrčkov.
- 2 telečji ledvici.
- 400 g pečenega teleta.
- 75 g masla.
- 5 cl konjaka
- .15 cl kisle smetane.
- 4 vol au vent.
- groba sol.
- mleti poper

PRIPRAVA

1. Smrčkom odstranimo zemeljski del, jih splaknemo v več vodah, odcedimo in osušimo na vpojnem papirju.
2. Kruhke precedimo pod curkom hladne vode, blanširamo 5 minut v slani vodi in jih odcedimo.
3. Ledvičke odpremo, narežemo na kocke, jih dušimo na 25 gramih segretega masla 8 minut.
4. Flambirajte s polovico konjaka.
5. Telečje kruhke narežemo in pražimo 3 minute na 25 gramih segretega masla.
6. Flambirajte s preostankom konjaka, dodajte polovico crème fraîche, segrevajte 1 minuto.
7. Na ostanku masla pražimo smrčke 10 minut, jih odcedimo in dodamo preostanek smetane.
8. V ponev vlijemo tri pripravke, sol in poper, segrevamo 3 minute na majhnem ognju.
9. Vroč pripravek položimo v segrete skorje in vroče postrežemo.

12. Francoski toast: osnovni recept

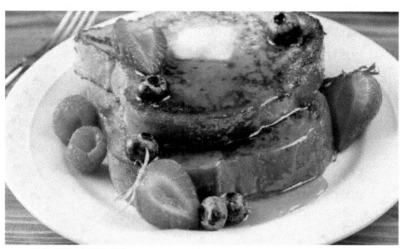

SESTAVINE

- .50 cl mleka.
- 150 g sladkorja.
- 1 vanilijev strok.
- 3 jajca
- .cimet v prahu.
- 50 g masla.
- 10 rezin sendvič kruha, star baguette brioche

PRIPRAVA

1. Segrejte mleko, sladkor in vanilijo, razpolovljeno in strgano v ponvi ter pokrito pustite vreti 10 minut.
2. Jajca stepemo v omleto z 1 malo cimeta.
3. V ponvi raztopimo polovico masla, polovico rezin kruha pomočimo v mleko, nato v stepena jajca in v ponvi na obeh straneh pražimo 6 do 10 minut. Ponovite postopek za preostale rezine. Postrezite takoj.

13. Recept za čokoladne piškote

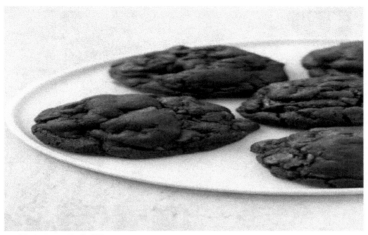

SESTAVINE

- 200 g čokolade.
- 125 g sladkorja
- 125 g mandljevega prahu.
- 3 beljaki

PRIPRAVA

1. Pečico segrejte na 180°C.
2. Na majhnem ognju stopimo čokolado.
3. Stepemo beljake, nadaljujemo s stepanjem, dodamo sladkor in mlete mandlje.
4. Vmešamo čokolado.
5. Na pekač naredimo kupčke.
6. Pečemo 15 minut.
7. Uživajte v svojih majhnih čokoladnih piškotih!

14. Escalivada: recept za piknik

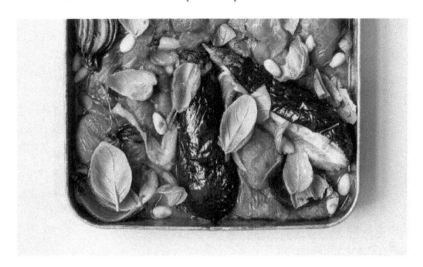

SESTAVINE

- .2 jajčevca.
- 2 bučki.
- 1 zelena paprika.
- 1 rdeča paprika
- .6 mlade čebule.
- 2 dl banjulovega kisa
- 2 dl oljčnega olja.
- sol

Za postrežbo:

- .popečene rezine kruha
- .file inčunov na olivnem olju

PRIPRAVA

Pečico prižgemo na 210 °C (th. 7). Oplaknite jajčevce, bučke in papriko, nato pa jih položite na čebulo, ne da bi jih olupili. Pekač potisnite v pečico.
štetje

1. Med 30 in 50 minutami obračamo in opazujemo zelenjavo: jajčevci so pečeni, ko so pod pritiskom prstov mehki, paprika in čebula, ko lupina porjavi.

olupimo

1. Ko je zelenjava mlačna, papriko in jajčevce narežemo na dolge trakove, čebulo in bučko po dolgem razpolovimo.

Pospravi

1. Zelenjava v solatni skledi ali nepredušni škatli. Prelijemo jih z oljem in kisom. Solimo in nežno premešamo. Eskalivado postrezite pri sobni temperaturi ali hladno, skupaj s popečenimi rezinami kruha in fileji inčunov.

15. Čokoladni profiteroli - enostaven recept

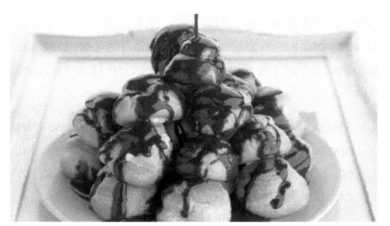

SESTAVINE

- .za 40 manjših okroglih ohrovtov.
- vtičnica 1,5 cm.

za slaščičarsko kremo:.

- jajčna krema
- .è 15 cl stepene smetane.

za čokoladno omako :.

- 150 g temne čokolade.mleka

PRIPRAVA

1. V slaščičarsko kremo z metlico nežno vmešamo 15 cl stepene smetane, da krema posvetli.
2. Nato s pomočjo vrečke za pecivo, opremljene z nastavkom 1,5 cm, nadevajte 40 listkov in jih postavite v hladilnik.
2. 3. V kozici na majhnem ognju stopimo čokolado, dodajamo mleko, dokler ne nastane dobro povezana omaka.
3. Zelje piramidasto razporedimo po pekaču, prelijemo z mlačno omako.
4. Vaši čokoladni profiteroli so pripravljeni, uživajte!
5. Odkrijte naše izbore receptov: praznični recepti za čokolado, recepti za čokoladne torte, recepti za slaščice ...

16. Tartiflette - recept iz Chalet De Pierres

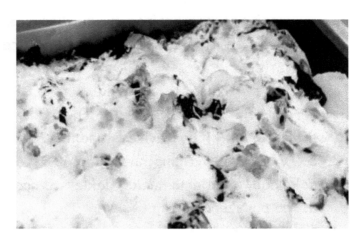

SESTAVINE

- 1 kg krompirja 1 čebula.
- 200 g masti 1 kmečki reblošon
- 1 žlica (-e) crème fraîche (neobvezno).
- 1 žlica rastlinskega olja (sončnično, arašidovo)
- 10 g masla

PRIPRAVA

1. Krompir skupaj z lupino skuhamo v kozici z vrelo vodo.

2. Med tem časom olupimo in narežemo čebulo, jo popražimo na vročem olju, dodamo slanino in vse skupaj ob pogostem mešanju prepražimo.

3. Pečico segrejte na th. 8/220 °. Gratinirano (ali litoželezno) posodo premažemo z maslom, stresemo polovico krompirja, dodamo polovico čebulno-slanine, preostanek krompirja in preostanek čebulno-slanine.

4. Izravnajte površino, dodajte smetano (po želji) in na sredino položite cel reblošon. Zmleti poper in damo v pečico, da vrhnji del tartiflette lepo porjavi. Postrezite takoj.

17. Browniji po klasičnem receptu

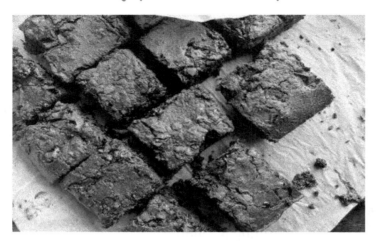

SESTAVINE

- .125 g masla.
- 150 g sladkorja.
- 4 jajca.
- 125 g čokolade
- .50 g moke.
- kvas.
- sladkorni led

PRIPRAVA

1. Predgrejte termostat pečice 6 - 7 (180 ° - 200 °).
2. V ponvi na zelo majhnem ognju stopite maslo.
3. V skledi zmešamo stopljeno maslo s sladkorjem.
4. Dodajte jajca.
5. V kozici na zelo majhnem ognju stopite na kvadratke narezano čokolado in jo dodajte mešanici.
6. Dodamo moko, pomešano s soljo in pecilnim praškom.
7. Vse dobro premešamo (50 obratov)
8. Zmes damo v dobro namaščen model. Idealno je, da uporabite kvadratni keramični kalup velikosti približno 20 x 25 centimetrov.
9. Damo v pečico za 30 do 35 minut. Brownie ne sme biti prepečen.
10. Pustimo, da se ohladi, potresemo s sladkorjem v prahu, da dobimo lepši bel vrh in ga narežemo na kvadratne kose (npr. 2 centimetra krat 2 centimetra).

18. Speculoos, poenostavljeni recept

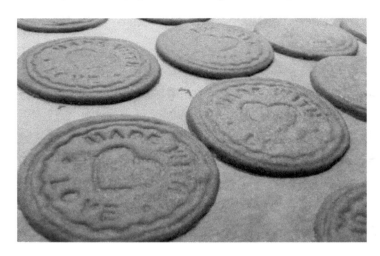

SESTAVINE

- .250 g masla.
- 350 g moke, presejane.
- 200 g rjavega sladkorja
- .5 g sode bikarbone.
- 1 jajce.
- 1 žlica soli

PRIPRAVA

1. Na pripravo špekulozov je treba počakati 12 ur.
2. V prvi posodi zmešajte 40 g moke, sodo bikarbono in sol.
3. Stopite maslo.
4. Damo v drugo posodo, dodamo rjavi sladkor, jajce in močno premešamo. Nato med mešanjem dodamo preostalo moko. Vse premešamo in pustimo stati 12 ur v hladilniku.
5. Po 12 urah čakanja namažite pekače z maslom.
6. Testo razvaljamo na minimalno debelino (največ 3 milimetre) in ga režemo z modelčki po izbiri.
7. Vse skupaj pečemo 20 minut, opazujemo kuhanje.
8. Najbolje je, da se špekuloji pred uživanjem ohladijo!

19. Umešana jajca z baziliko in maslom

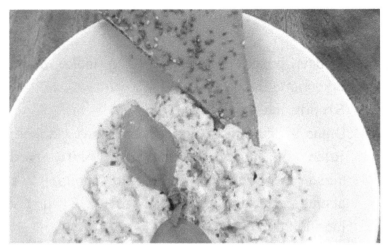

SESTAVINE

- 2 žlici. maslo
- 2 jajci
- 2 žlici. smetana (ali smetana) za montažo
- sol in mleti črni poper
- 80 ml (38 g) naribanega čedar sira
- 2 žlici. sveža bazilika

PRIPRAVA

1. V ponvi na majhnem ognju raztopimo maslo.
2. Dodajte jajca, smetano, sir in začimbe v majhno skledo. Rahlo stepemo in dodamo v ponev.
3. Mešajte z lopatko od robov proti sredini, dokler jajca niso umešana. Če imate raje mehke in kremaste, jih mešajte na nizki temperaturi, dokler ne dosežejo želene gostote.
4. Na koncu potresemo baziliko.

20. Piščančje prsi s česnom

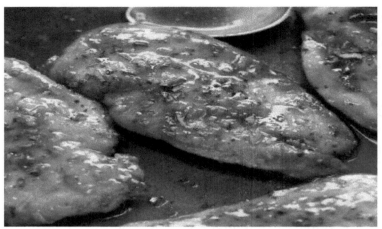

SESTAVINE

- 2 skodelici oljčnega olja
- 4 žlice česna, na tanke lističe
- 1 skodelica čilija guajillo, narezanega na rezine
- 4 piščančje prsi
- 1 ščepec soli
- 1 ščepec popra
- 1/4 skodelice peteršilja, drobno sesekljanega, za okras

PRIPRAVA

1. Za česen v skledi 30 minut mešajte olje s česnom, guajillo čilijem, piščancem in marinado. Rezervacija.
2. Na zmernem ognju segrejte ponev, dodajte piščanca z marinado in kuhajte približno 15 minut na zmernem ognju oziroma dokler česen ne zarumeni in je piščanec pečen. Začinimo s soljo in poprom. Postrezite in okrasite s sesekljanim peteršiljem.

21. Svinjski Chicharrón A La Mexicana

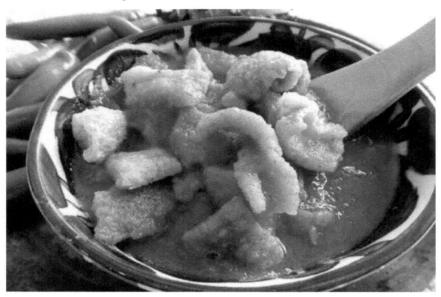

SESTAVINE

- 1 žlica olja
- 1/4 čebule, filirane
- 3 narezane paprike serrano
- 6 paradižnikov, narezanih na kocke
- 1/2 skodelice piščančje juhe
- 3 skodelice svinjskih olupkov
- dovolj soli
- dovolj popra
- dovolj svežega koriandra, v listih, za dekoracijo
- dovolj fižola iz lonca za prilogo

- dovolj koruznih tortilj za prilogo

PRIPRAVA

1. V globoki ponvi na malo olja prepražimo čebulo in čili, da zasvetita. Dodajte paradižnik in kuhajte 5 minut, dodajte piščančjo juho in pustite, da zavre. Dodamo svinjsko lupinico, začinimo s soljo in poprom, pokrijemo z lističi koriandra in kuhamo 10 minut.
2. Postrezite in okrasite s koriandrovimi listi.
3. Zraven priložite fižol in koruzne tortilje.

22. Piščanec, polnjen z nopalami

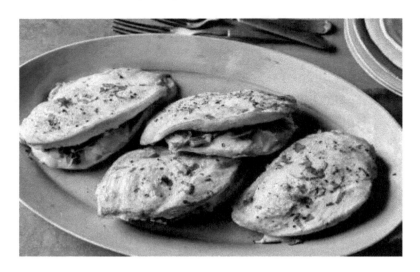

SESTAVINE

- 1 žlica olja
- 1/2 skodelice bele čebule, filete
- 1 skodelica nopala, narezanega na trakove in kuhanega
- dovolj soli
- dovolj origana
- dovolj popra
- 4 piščančje prsi, sploščene
- 1 skodelica sira Oaxaca, naribanega
- 1 žlica olja, za omako
- 3 stroki česna, sesekljani, za omako
- 1 bela čebula, narezana na osmine, za omako

- 6 paradižnikov, narezanih na četrtine, za omako582
- 1/4 skodelice svežega koriandra, svežega, za omako
- 4 guajillo čili, za omako
- 1 žlica pimenta, za omako
- 1 skodelica piščančje juhe, za omako
- 1 ščepec soli, za omako

PRIPRAVA

1. Za nadev na zmernem ognju segrejemo ponev z oljem, pražimo čebulo z nopalkami, dokler ne prenehajo puščati sline, po želji začinimo s soljo, poprom in origanom. Rezervacija.
2. Na desko položimo piščančje prsi, polnjene z nopalami in sirom Oaxaca, zvijemo, začinimo s soljo, poprom in malo origana. Po potrebi pritrdite z zobotrebcem.
3. Na močnem ognju segrejte žar in pecite piščančje zvitke, dokler niso pečeni. Zvitke narežemo in še vroče prihranimo.
4. Za omako segrejte ponev na zmernem ognju z oljem, pražite česen s čebulo do zlate barve, dodajte paradižnik, koriander, guajillo čili, piment, koriandrova semena. Kuhamo 10

minut, zalijemo s piščančjo juho, začinimo s soljo in kuhamo še 10 minut. Rahlo ohladite.

5. Omako mešajte, dokler ne dobite homogene zmesi. Serviramo na krožnik kot ogledalo, nanj položimo piščanca in uživamo.

23. Mini mesna štruca s slanino

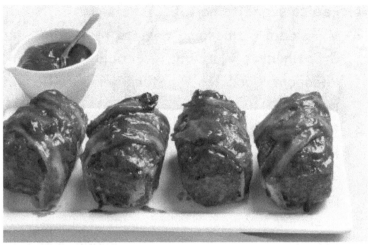

SESTAVINE

- 1 kilogram mlete govedine
- 1/2 skodelice mletega kruha
- 1 jajce
- 1 skodelica čebule, drobno sesekljane
- 2 žlici česna, drobno mletega
- 4 žlice kečapa
- 1 žlica gorčice
- 2 žlički drobno sesekljanega peteršilja
- dovolj soli
- dovolj popra
- 12 rezin slanine
- dovolj kečapove omake, za lakiranje
- dovolj peteršilja, za dekoracijo

PRIPRAVA

1. Pečico segrejte na 180°C.
2. V skledi zmešamo mleto govedino z drobtinami, jajcem, čebulo, česnom, kečapom, gorčico, peteršiljem, soljo in poprom.
3. Od mesne zmesi odvzamemo približno 150 g in jo s pomočjo rok oblikujemo v krog. Ovijte s slanino in položite na pomaščen pekač za piškote ali povoščen papir. Po vrhu kolačkov in slanine premažite s kečapom.
4. Pečemo 15 minut oziroma dokler meso ni pečeno in slanina zlato rjavo zapečena.
5. Postrezite s peteršiljem, poleg solate in testenin.

24. Piščančja žica s sirom

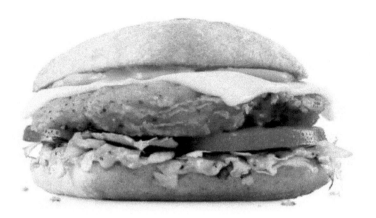

SESTAVINE

- 1/2 skodelice choriza, zdrobljenega
- 1/2 skodelice slanine, sesekljane
- 2 žlici česna, drobno mletega
- 1 rdeča čebula, narezana na koščke
- 2 piščančji prsi, brez kože, brez kosti, narezani na kocke
- 1 skodelica gob, filet
- 1 rumena paprika, narezana na kocke
- 1 rdeča paprika, narezana na kocke
- 1 paprika, pomaranča narezana na krhlje
- 1 buča, narezana na polmesece
- 1 ščepec soli in popra
- 1 skodelica naribanega sira Manchego
- po okusu koruzne tortilje, za prilogo

- po okusu omake, za prilogo
- po okusu limone, za prilogo

PRIPRAVA

1. Na srednjem ognju segrejte ponev in prepražite chorizo in slanino do zlato rjave barve. Dodamo česen in čebulo ter pražimo do prozornosti. Dodamo piščanca, začinimo s soljo in poprom ter kuhamo do zlato rjave barve.
2. Ko je piščanec kuhan, dodajte zelenjavo eno za drugo in kuhajte nekaj minut, preden dodate naslednjo. Na koncu dodamo sir in kuhamo še 5 minut, da se stopi, popravimo začimbe.
3. Žico postrezite zelo vročo skupaj s koruznimi tortiljami, salso in limono.

25. Keto Taquitos De Arrachera

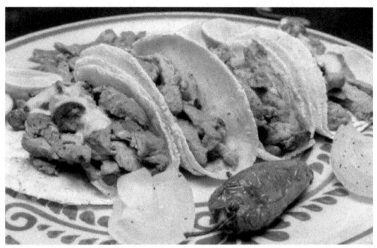

SESTAVINE

- 3/4 skodelice mandljeve moke, 40 g, presejane, za tortiljo
- 1 skodelica jajčnega beljaka San Juan®, 375 ml
- 1 žlička pecilnega praška, 3 g, presejanega za omleto
- po okusu soli, za omleto
- po okusu poper, za omleto
- dovolj pršila za kuhanje, za omleto
- 1/4 čebule, za omako
- 1 strok česna, za omako
- 1/2 skodelice kumare, brez lupine in semen, v kockah, za omako
- 2 avokada, samo pulpa, za omako

- 2 kosa popra serrano, brez repa, za omako
- 3/4 skodelice koriandra, listi, za omako
- 3 žlice zelene mete, listi, za omako
- 3 žlice limoninega soka, za omako
- 3 žlice vode, za omako
- po okusu soli, za omako
- po okusu poper, za omako
- 2 žlici oljčnega olja, za meso
- 1/2 skodelice čebule, na trakove, za meso
- 500 gramov zrezka, srednje velikih trakov
- po okusu soli, za meso
- po okusu poper, za meso
- dovolj vložene rdeče čebule za prilogo
- po okusu serrano poper, narezan, za prilogo
- dovolj koriandrovih listov za prilogo

PRIPRAVA

1. S pomočjo balona zmešajte mandljevo moko z jajčnim beljakom San Juan® v skledi in pecilnim praškom, dokler se ne poveže; opazili boste, da bodo beljaki rahlo zrasli, začinite s soljo in poprom ter dokončajte integracijo.
2. V teflonsko ponev (najbolje take velikosti, kot želite za tortilje) dajte malo pršila za kuhanje, dodajte malo zmesi in kuhajte na

majhnem ognju, ko se začnejo na površini delati majhni mehurčki, tortiljo obrnite z lopatko in kuhajte nekaj časa. več minut. Ponavljajte, dokler ne končate z mešanico. Do uporabe hranimo toplo.

3. Za omako zmešajte čebulo s česnom, kumaro, avokadom, poprom serrano, koriandrom, meto, limoninim sokom, vodo, soljo in poprom, dokler se ne poveže. Rezervirajte do uporabe.

4. V segreto ponev vlijemo olivno olje, prepražimo čebulo, da postekleni in na srednje nizkem ognju pražimo zrezek 8 minut, začinimo s soljo in poprom.

5. Pripravite si tacose! Tortiljo namažite z omako, položite zrezek na trakove, potresite s kislo čebulo, rezinami serrana in koriandrom.

26. Ozadje Keto mehiške ribe

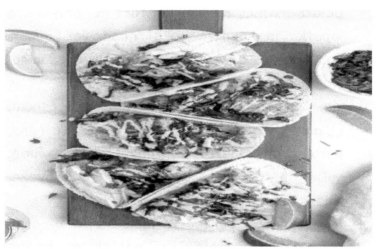

SESTAVINE

- 4 fileje rdečeperke po 280 g
- po okusu česen v prahu
- po okusu soli
- po okusu poper
- 2 papriki, narezani na trakove
- 2 čilija cuaresmeño, drobno narezana
- dovolj epazota, v listih
- dovolj bananinih listov, praženih
- 2 kosa avokada, za guacamole
- 3 žlice limoninega soka, za guacamole
- 1/4 skodelice drobno sesekljane čebule za guacamole
- 2 žlici koriandra, drobno sesekljanega, za guacamole
- 2 žlički olja

PRIPRAVA

1. Fileje hlastača začinimo s česnom v prahu, soljo in poprom.
2. Fileje rdečega hlastača položite na bananine liste, dodajte poper, poper cuaresmeño in liste epazota.
3. Ribo pokrijemo z bananinimi listi in zavijemo kot tamale, postavimo v soparo in kuhamo 15 minut na majhnem ognju.
4. Guacamole v skledi z vilicami pretlačimo avokado do pireja, dodamo limonin sok, čebulo, začinimo s soljo, poprom, dodamo koriander in premešamo.
5. Postrezite na krožnik, zraven pa priložite guacamole. Uživajte.

27. Piščančji takosi z nizko vsebnostjo ogljikovih hidratov

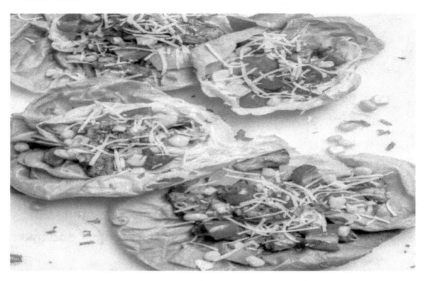

SESTAVINE

- 1/2 skodelice buče, italijanske, narezane na rezine
- 1 skodelica mandljeve moke
- 2 žlici koruznega škroba
- 4 jajca
- 1 1/2 skodelice mleka
- po okusu soli
- dovolj olja v spreju Nutrioli® za tortilje
- dovolj olja Nutrioli® za praženje fajit
- 1 skodelica čebule, narezane na kocke
- 2 skodelici piščanca, narezanega na kocke

- 1/2 skodelice zelene paprike, narezane na kocke
- 1/2 skodelice rdeče paprike, narezane na kocke
- 1/2 skodelice rumene paprike, narezane na kocke
- 1 skodelica naribanega sira Manchego
- dovolj koriandra, za dekoracijo
- dovolj limone, za prilogo
- dovolj zelene omake za prilogo

PRIPRAVA

1. Zmešajte bučo, mandljevo moko, koruzni škrob, jajce, mleko in sol.
2. V nepregorno ponev dodajte Nutrioli® Spray Oil in s pomočjo žlice oblikujte tortilje. Pečemo 3 minute na vsaki strani. Rezervacija.
3. V ponev na zmernem ognju dodajte olje v spreju Nutrioli®, čebulo, piščanca, sol in poper. in kuhamo 10 minut.
4. Dodajte papriko in kuhajte 5 minut; dodajte sir in kuhajte, dokler se ne stopi.
5. Oblikujte takose, okrasite s cilantrom in postrezite z limono in zeleno omako.

28. Kvinoja Yakimeshi

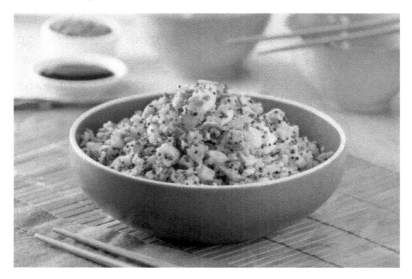

SESTAVINE

- 1 skodelica ekološke tribarvne kvinoje Goya
- 1 1/2 skodelice vode
- po okusu soli
- 1 žlica oljčnega olja
- 1 žlica drobnjaka
- 1 žlica čebule
- 1/2 skodelice korenčka
- 1/2 skodelice buče
- 1 1/2 skodelice piščanca
- 1 jajce
- 1/4 skodelice sojine omake
- dovolj drobnjaka, za dekoracijo

PRIPRAVA

1. V manjši lonec dodajte goya tricolor organsko kvinojo, vodo in sol. Pokrito kuhamo na majhnem ognju 20 minut. Rezervacija.
2. V globoko ponev dodamo olivno olje, dodamo čebulo, drobnjak, korenček in bučo. Dodamo piščanca in kuhamo 10 minut.
3. Na sredini ponve naredite krog in vlijte jajce, mešajte, dokler ni kuhano in povezano.
4. Dodajte Goya tricolor organsko kvinojo, sojino omako in premešajte.
5. Okrasimo z drobnjakom in postrežemo vroče.

29. Kumarični zvitki polnjeni s tunino solato

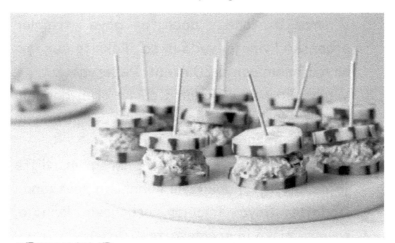

SESTAVINE

- 1 kumara
- 1 skodelica tune v pločevinkah, odcejena
- 1 avokado, narezan na kocke
- 1/4 skodelice majoneze
- 1 žlica limoninega soka
- 1/4 skodelice zelene
- 2 žlici mletega chipotle čilija
- 1 poper cuaresmeño, drobno sesekljan
- dovolj soli
- dovolj popra

PRIPRAVA

1. Kumaro s pomočjo lupilca narežemo in odstranimo tanke rezine.
2. Tuno zmešajte z avokadom, majonezo, limoninim sokom, zeleno, mletim čipolom, papriko cuaresmeño ter začinite s soljo in poprom.
3. Na eno od letvic za kumare položite nekaj tune, zvijte in ponovite z vsemi drugimi. Postrezite in okrasite s poprom cuaresmeño.

30. Ceviche polnjen avokado s habanerom

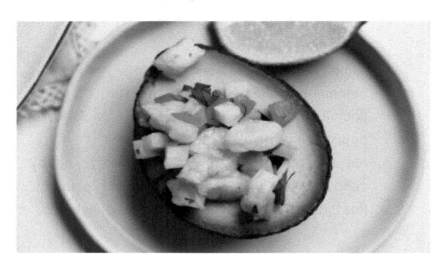

SESTAVINE

- 400 gramov bele ribe, narezane na kocke
- 1/2 skodelice limoninega soka
- 1/4 skodelice pomarančnega soka
- 1/2 žlice oljčnega olja
- 1 kumara, z lupino, narezana na kocke
- 2 paradižnika, narezana na kocke
- 1 paradižnik, narezan na kocke
- 2 papriki habanero, drobno sesekljani
- 1/4 rdeče čebule, drobno sesekljane
- 1/2 skodelice ananasa, narezanega na kocke
- 1/4 skodelice svežega cilantra, drobno sesekljanega

- 1 žlica jabolčnega kisa
- 1/2 čajne žličke soli
- 1 čajna žlička belega popra, mletega
- 2 Avokado iz Mehike
- 1 redkev, narezana na tanke rezine, za okras

PRIPRAVA

1. V skledi marinirajte ribe z limoninim sokom, pomarančnim sokom in olivnim oljem, ohladite približno 20 minut.

2. Ribo vzamemo iz hladilnika in zmešamo s kumaro, tomatillom, paradižnikom, papriko habanero, rdečo čebulo, ananasom, koriandrom, jabolčnim kisom ter začinimo s soljo in belim poprom.

3. Avokado prerežemo na pol, odstranimo semena in lupino, vsako polovico napolnimo s cevichejem in okrasimo z redkvicami.

31. Keto čokoladna torta

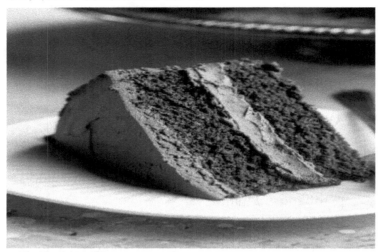

SESTAVINE

- 10 jajc
- 1 1/4 skodelice menihovega sadja
- 1 skodelica kokosove moke
- 1 skodelica kakava
- 1/2 skodelice kokosovega mleka
- 1 žlica sode bikarbone
- 1 žlica pecilnega praška
- 1 skodelica temne čokolade, stopljena
- 1/2 skodelice kokosovega olja, stopljenega
- dovolj kokosovega olja, za mast
- dovolj kakava, za plesen
- 1/2 skodelice kokosovega mleka
- 1 skodelica temne čokolade
- 1 skodelica filetiranih mandljev za okras
- 1 skodelica malin, za okras

- dovolj čokolade, v ostružkih, za dekoracijo

PRIPRAVA

1. Pečico segrejte na 170°C.
2. V skledi blenderja stepamo jajca z monkfruitom, dokler se ne podvojijo, postopoma dodajamo kokosovo moko, kakav, kokosovo mleko, sodo bikarbono, pecilni prašek, temno čokolado in olje. kokos. Stepajte, dokler se ne združi in dobite homogeno zmes.
3. Pekač namažemo s kokosovim oljem in potresemo s kakavom.
4. Vlijemo mešanico za torto in pečemo 35 minut oziroma dokler zobotrebec, ki ga vstavimo, ne izstopi čist. Pustimo, da se ohladi in odstranimo iz kalupa.
5. V loncu na srednjem ognju segrejte kokosovo mleko za bitumen, dodajte temno čokolado in mešajte, dokler se popolnoma ne stopi. Ohladite in rezervirajte.
6. Glazuro stepajte, dokler se ne podvoji.
7. Torto premažemo z bitumnom, okrasimo s praženimi mandlji, malinami in čokoladnimi ostružki.
8. Odrežite rezino in uživajte.

32. Marielle Henaine

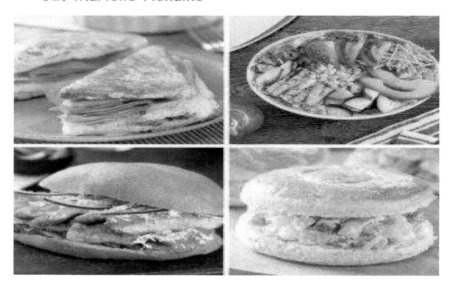

SESTAVINE

- dovolj vode
- dovolj soli
- 2 skodelici cvetače, narezane na majhne koščke
- 1 skodelica kremnega sira
- 1/3 skodelice masla
- 1 žlica origana
- dovolj soli
- dovolj belega popra
- dovolj drobnjaka

PRIPRAVA

1. V lonec z vrelo vodo dodamo sol in cvetačo, kuhamo do gladkega. Odcedite in ohladite.
2. V procesor dajte cvetačo, kremni sir, maslo, sol in poper. Procesirajte, dokler ne dobite zelo gladkega pireja.
3. Pire kuhamo v ponvi na zmernem ognju, da se zgosti, popravimo z začini in postrežemo s sesekljanim drobnjakom.

33. Čajote, polnjene s Salpicónom

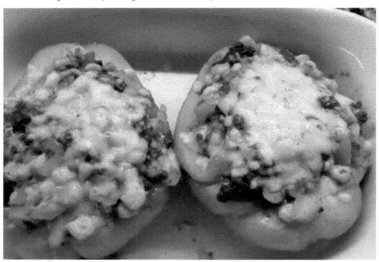

SESTAVINE

- dovolj vode
- 1 ščepec soli
- 2 čajoti, olupljeni in razpolovljeni
- 1 1/2 skodelice govejih prsi, kuhanih in narezanih
- 1/4 skodelice rdeče čebule, drobno sesekljane
- 2 zelena paradižnika, narezana na kocke
- 2 narezani vloženi papriki serrano
- 1 skodelica zelene solate, drobno sesekljane
- 1 žlica posušenega origana
- 1/4 skodelice limoninega soka

- 2 žlici olivnega olja
- 1 žlica belega kisa
- ščepci soli
- dovolj popra
- 1/2 avokada, narezanega

PRIPRAVA

1. V loncu z vrelo vodo in soljo kuhajte čajote do mehkega, približno 15 minut. Odstranite, odcedite in rezervirajte.
2. Na deski in s pomočjo žlice izdolbemo čajoto in nadev drobno sesekljamo.
3. Za salpicón v skledi zmešajte naribano meso z vijolično čebulo, zelenim paradižnikom, papriko serrano, zeleno solato, koriandrom, origanom, limoninim sokom, oljčnim oljem, kisom, čajoto, soljo in poprom.
4. Čajote napolnite s salpiconom in okrasite z avokadom.

34. Piščančja juha s cvetačnim rižem

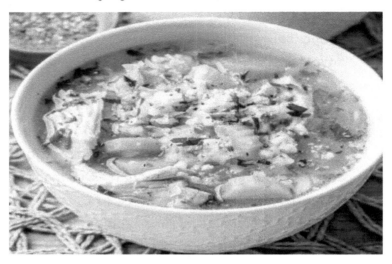

SESTAVINE

- 2 litra vode
- 1 piščančja prsa, s kostjo in brez kože
- 1 strok česna
- 2 lovorjeva lista
- dovolj soli
- 1 cvetača, narezana na majhne koščke
- 2 čajoti, oluščeni in narezani na kocke
- 2 buči, narezani na kocke
- 2 serrano papriki, drobno sesekljani
- dovolj narezanega avokada za postrežbo
- dovolj drobno narezanega svežega koriandra za serviranje
- dovolj limone za postrežbo

PRIPRAVA

1. Za juho v loncu segrejemo vodo in skuhamo piščančje prsi s česnom, lovorjem in soljo. Pokrijte in kuhajte, dokler prsi niso kuhane, približno 40 minut.
2. Odstranite piščančje prsi, ohladite in narežite. Piščančjo juho precedite, da odstranite nečistoče in maščobo.
3. Cvetačo zmešajte v kuhinjskem robotu, dokler zelo majhni koščki ne dobijo "riževe" konsistence.
4. Juho ponovno pokrito kuhamo, ko zavre, dodamo čajote in kuhamo nekaj minut, ne da bi lonec odkrili. Dodajte buče in poper serrano ter kuhajte do mehkega. Ko je zelenjava kuhana, dodamo cvetačo in piščanca, kuhamo še 5 minut in začinimo.
5. Piščančjo juho postrezite z avokadom, cilantrom in nekaj kapljicami limone.

35. Zeljna solata in piščanec

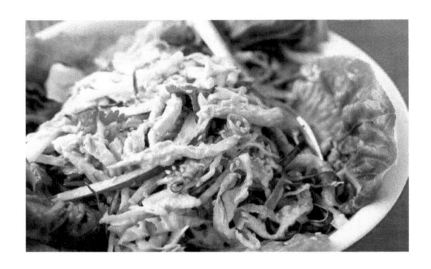

SESTAVINE

- 1 piščančja prsa, kuhana in narezana
- 1 skodelica belega zelja, narezanega na trakove
- 1 skodelica majoneze
- 2 žlici gorčice
- 1 žlica belega kisa
- dovolj soli
- dovolj popra

PRIPRAVA

1. V skledi zmešamo piščanca z zeljem, majonezo, gorčico, kisom, začinimo s soljo in poprom.

2. Postrezite in uživajte.

36. Pečen piščanec z guajillom

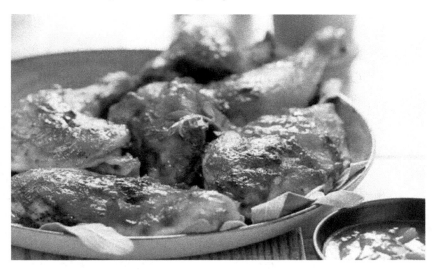

SESTAVINE

- 2 stroka česna
- 7 čilijev guajillo, brez žilic in semen
- 1 skodelica masla, pri sobni temperaturi
- 1 žlica čebule v prahu
- 1 žlica posušenega origana
- 1 žlica soli
- 1/2 žlice popra
- 1 piščanec s kožo, očiščen in narezan na metulja (1,5 kg)

PRIPRAVA

1. Pečico segrejte na 220°C.
2. Na comalu popečemo česen in guajillo čili. Odstranite in mešajte, dokler ne dobite finega prahu.
3. V skledi zmešajte maslo s čilijem guajillo v prahu in česnom, čebulo v prahu, origanom, soljo in poprom.
4. Piščanca namažite z masleno mešanico z vseh strani, tudi med kožo in mesom. Položimo ga na pekač in pečemo 45 minut.
5. Piščanca vzamemo iz pečice, ponovno premažemo z maslom in znižamo temperaturo pečice na 180 °C.
6. Ponovno pečemo še 15 minut ali dokler ni pečeno. Odstranite in postrezite z zeleno solato.

37. Poblano brokolijev riž

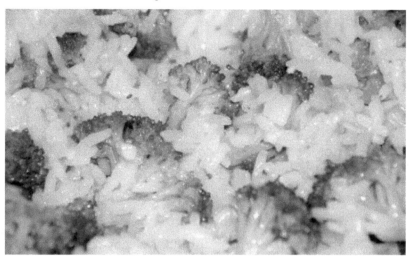

SESTAVINE

- 1 brokoli (1 1/2 skodelice), narezan na majhne koščke
- 1 strok česna
- 2 poblano papriki, tatemados, prepoteni, brez kože in semen
- 1/2 skodelice zelenjavne juhe
- 1 žlica čebule v prahu
- dovolj soli
- 1 žlica olja
- 1 skodelica poblano rajas
- dovolj svežega koriandra, za dekoracijo

PRIPRAVA

1. Brokoli položite v procesor in pretlačite, dokler ne dobi "riževe" konsistence.
2. Česen zmešajte s poblano papriko, zelenjavno juho, čebulo v prahu in soljo, dokler ne dobite homogene zmesi.
3. V kozici na zmernem ognju segrejte olje in nekaj minut kuhajte brokoli. Dodamo prejšnjo mešanico in rezine, kuhamo na majhnem ognju, dokler ne porabi tekočine. Popravite začimbe.
4. Riž postrezite okrašen s koriandrom.

38. Buče, polnjene s kremno piščančjo solato

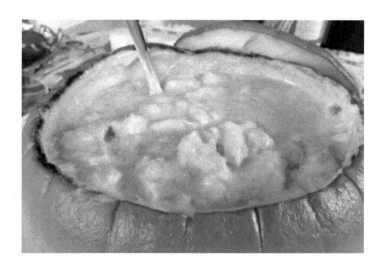

SESTAVINE

- dovolj vode
- dovolj soli
- 4 zelene buče, italijanske
- 2 skodelici piščanca, kuhanega in narezanega
- 1/3 skodelice majoneze, čili paprike
- 1 žlica rumene gorčice
- 1/4 skodelice svežega cilantra, drobno sesekljanega
- 1/2 skodelice zelene, drobno sesekljane
- 1/2 skodelice slanine, prepražene in narezane
- 1 žlica čebule v prahu
- 1/2 žlice česna v prahu

- dovolj soli
- dovolj popra
- dovolj svežega koriandra, Listi, za okras

PRIPRAVA

1. V loncu segrejemo osoljeno vodo, ko zavre dodamo buče in kuhamo 5 minut. Odcedite in ohladite.
2. Za solato zmešajte narezano piščančje meso s čilijevo majonezo (zmešajte majonezo s posušenim čilijem v prahu in končali ste), gorčico, koriandrom, zeleno, praženo slanino, čebulo v prahu, česnom v prahu, soljo in poper.
3. Bučkam s pomočjo noža odrežemo konice, po dolžini prepolovimo in s pomočjo žlice izdolbemo.
4. Bučo napolnimo s solato in okrasimo s svežim cilantrom. Služi.

39. Arrachera solata s fino zeliščno vinaigrette

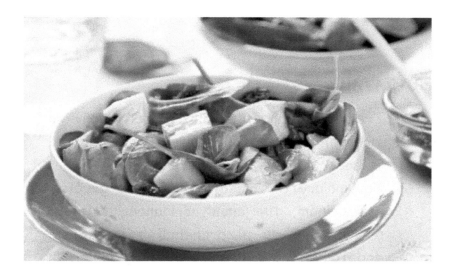

SESTAVINE

- 400 gramov zrezka, narezanega na kocke
- dovolj soli
- dovolj popra
- 1 žlica oljčnega olja
- 3 žlice belega kisa za vinaigrette
- 1/2 žlice dijonske gorčice, za vinaigrette
- 1/2 žlice svežega rožmarina za vinaigrette
- 1/2 žlice posušenega timijana za vinaigrette
- 1/2 žlice posušenega origana, za vinaigrette
- 1/2 skodelice oljčnega olja za vinaigrette
- 2 skodelici mešane zelene solate, za solato
- 1 skodelica mlade špinače

- 1 skodelica srčka artičoke, prepolovljena

PRIPRAVA

1. Zrezek posolimo in popopramo ter v ponvi na zmernem ognju na olivnem olju popečemo do želenega konca. Umik in rezervacija.
2. Za vinaigrette zmešajte beli kis z gorčico, rožmarinom, timijanom, origanom, soljo in poprom. Ne da bi prenehali z mešanjem, dodajte oljčno olje v obliki nitke, dokler ne postane emulgirano, to je, da je zmes popolnoma integrirana.
3. V skledi zmešajte solato s špinačo, srčki artičoke, zrezkom in vinaigrette. Postrezite in uživajte.

40. Kako narediti piščančje mesne kroglice v čili omaki Morita

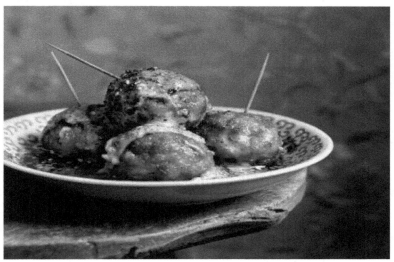

SESTAVINE

- 500 gramov mletega piščančjega mesa
- 1 žlica česna v prahu
- 1 žlica čebule v prahu
- 1 žlica peteršilja, drobno sesekljanega
- 1 žlica svežega koriandra, drobno sesekljanega
- dovolj soli
- dovolj popra
- žlice oljčnega olja
- 2 skodelici zelenega paradižnika, narezanega na četrtine

- 2 stroka česna
- 2 papriki morita, brez rezin in semen
- 1 skodelica piščančje juhe
- 1 veja svežega koriandra
- 1/4 žlice mlete kumine, cele
- 1 žlica oljčnega olja
- dovolj kitajskega peteršilja za prilogo

PRIPRAVA

1. Mleto piščančje meso zmešamo s česnom v prahu, čebulo v prahu, peteršiljem, koriandrom, začinimo s soljo in poprom.
2. S pomočjo rok oblikujte mesne kroglice in rezervirajte.
3. V kozici na zmernem ognju segrejte olje in na njem 5 minut pražite paradižnik, česen in čili. Napolnite s piščančjo juho, cilantrom in kumino, kuhajte 5 minut. Rahlo ohladite.
4. Prejšnji pripravek mešajte, dokler ne dobite gladke omake.
5. Omako še malo prepražimo na olju, kuhamo 10 minut na zmernem ognju, dodamo polpete in pokrito kuhamo dokler se polpeti ne skuhajo.
6. Mesne kroglice postrezite in okrasite s peteršiljem.

41. Skorja, polnjena z mesom z nopalami

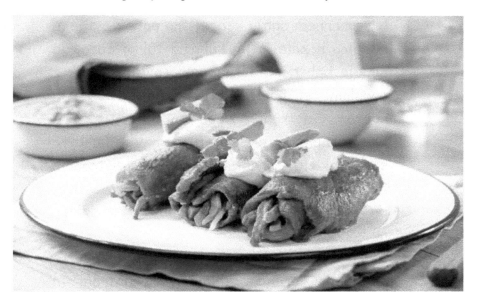

SESTAVINE

- 1 žlica olja
- 1 skodelica nopala, narezanega na kocke
- 500 gramov govejega zrezka, mletega
- 1 skodelica naribanega sira Manchego
- 1 skodelica sira gauda, nariban
- 1/2 skodelice naribanega parmezana
- dovolj zelene omake za serviranje
- 1/2 avokada, narezanega za serviranje
- dovolj svežega koriandra, svežega, za postrežbo
- dovolj limone za postrežbo

PRIPRAVA

1. Na zmernem ognju segrejemo ponev z oljem, dodamo nopale in jih kuhamo toliko časa, da nimajo babit, nato spečemo goveji zrezek z nopalami in po želji začinimo s soljo in poprom. Odstranite z ognja.

2. Na močnem ognju segrejte ponev in kuhajte sire, dokler ne nastane skorjica, odstranite iz ponve in zložite v obliko takosa, pustite, da se ohladi, da se strdi. Ponavljajte, dokler ne končate s siri.

3. Sirne skorje napolnite z mesom in postrezite z zeleno omako, avokadom, cilantrom in limono.

42. Bučni špageti z avokadovo kremo

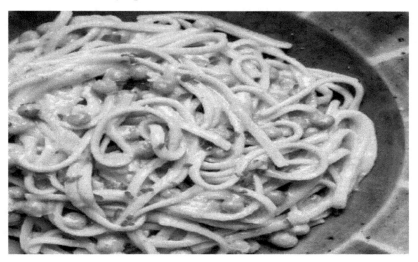

SESTAVINE

- 2 avokada
- 1/4 skodelice cilantra, kuhanega
- 1 žlica limoninega soka
- 1 ščepec soli
- 1 ščepec popra
- 1/2 žlice čebule v prahu
- 1 strok česna
- 1 žlica oljčnega olja
- 4 skodelice buče, v rezancih
- 1 žlica soli
- 1 žlica popra
- 1/4 skodelice parmezana

PRIPRAVA

1. Za omako obdelajte avokado s cilantrom, limoninim sokom, soljo, poprom, čebulo v prahu in česnom, dokler ne dobite gladkega pireja.

2. Na zmernem ognju segrejemo ponev z oljem, skuhamo bučne rezance, začinimo s soljo in poprom, dodamo avokadovo omako, premešamo in kuhamo 3 minute, postrežemo z malo parmezana in uživamo.

43. Cvetačna omleta s špinačo in čilijem Serrano

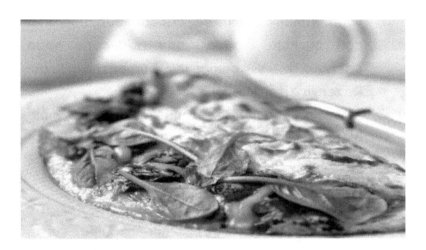

SESTAVINE

- 1/2 skodelice vode
- 2 skodelici špinačnih listov
- 3 paprike serrano
- 1 skodelica koruznega zdroba
- 4 skodelice koščkov cvetače Eva®, 454 g
- 1 žlica česna v prahu
- po okusu soli
- po okusu poper
- dovolj piščančjega tinga za prilogo

PRIPRAVA

1. Eva koščke cvetače stresite v lonec z vročo vodo. Kuhamo 4 minute, odcedimo in ohladimo pod curkom hladne vode. Odvečno vodo odstranite s pomočjo bombažne krpe. Rezervirajte do uporabe.
2. Špinačo in poper serrano zmešajte z malo hladne vode, dokler ne dobite pastozne zmesi. Rezervirajte do uporabe. Precedite in prihranite pulpo.
3. V skledo dajte koščke cvetače Eva, česen v prahu, koruzni zdrob, špinačno pulpo, sol in poper ter mešajte, dokler se ne poveže. S pomočjo rok oblikujemo kroglice in rezerviramo.
4. V stiskalnico za tortilje položite plastiko in pritisnite kroglico, da oblikujete tortiljo.
5. Tortiljo na srednjem ognju popečemo na obeh straneh do rahlo zlato rjave barve.
6. Svojo tortiljo pospremite s piščančjim mesom.

44. Pečena cvetača z jajci in avokadom

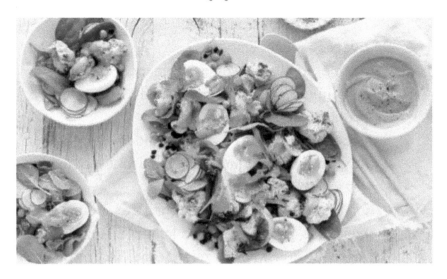

SESTAVINE

- 1 cvetača
- 1 žlica oljčnega olja
- 1/4 skodelice parmezana
- 2 žlici česna v prahu
- 1 žlica soli
- 1 žlica popra
- 4 jajca
- 1 avokado, narezan na kolesca
- dovolj origana, svežega

PRIPRAVA

1. Pečico segrejte na 200°C.
2. Cvetačo narežemo na 1 do 2 prsta debelo rezine, ki jih položimo na pekač. Pokapljajte z oljčnim oljem, parmezanom, česnom v prahu, malo soli in popra.
3. Pečemo 15 minut oziroma dokler ni cvetača kuhana in zlato rjava. Odstranite iz pečice in rezervirajte.
4. Na srednjem ognju segrejte ponev in namažite z malo pršila za kuhanje. Razbijemo jajce in kuhamo na želeno uro. Začinite po svojem okusu.
5. Na vsako rezino cvetače položimo malo avokada, jajček, okrasimo z origanom, postrežemo in uživamo.

45. Carpaccio iz čajote

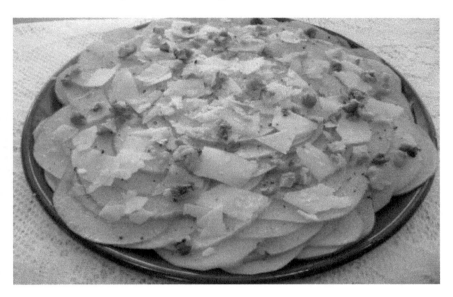

SESTAVINE

- 4 čajote
- po okusu soli
- 1/2 skodelice bazilike, za preliv
- 1/2 skodelice mete za preliv
- 1/4 skodelice rumenega limoninega soka za preliv
- 1/4 skodelice oljčnega olja za preliv
- 1/2 skodelice buče, narezane na rezine
- 1 čajna žlička čilija v prahu, za okras
- dovolj lucerninih kalčkov, za dekoracijo
- dovolj užitne rože za okras

PRIPRAVA

1. Čajote na deski olupimo, narežemo na $\frac{1}{2}$ cm debele rezine. Rezervacija
2. V loncu z vodo 5 minut kuhamo čajote, jih odstavimo z ognja in odcedimo. Rezervacija.
3. V mešalnik dodajte baziliko, meto, limonin sok in olivno olje ter kuhajte 3 minute. Rezervacija
4. Na krožnik položimo rezine čajote, posolimo, dodamo rezine buče, preliv iz bazilike in mete, začinimo s čilijem v prahu, okrasimo s kalčki lucerne in jedilnimi cvetovi. Uživajte!

46. Enchilade iz zelene cvetače s piščancem

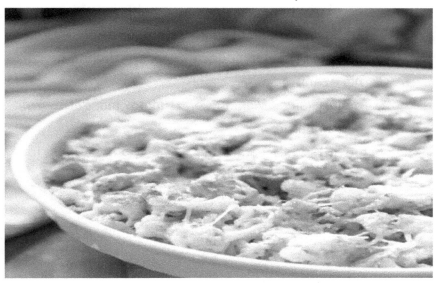

SESTAVINE

- 4 skodelice naribane cvetače za cvetačne tortilje
- 1/2 skodelice naribanega sira Chihuahua z nizko vsebnostjo maščobe za cvetačne tortilje
- 2 jajci, za cvetačno omleto
- 5 skodelic vode za zeleno omako
- 10 zelenih paradižnikov, za zeleno omako
- 4 paprike serrano, za zeleno omako
- 1/4 čebule, za zeleno omako
- 1 strok česna, za zeleno omako

- po okusu soli, za zeleno omako
- po okusu poper, za zeleno omako
- 1 žlica oljčnega olja, za zeleno omako
- 2 skodelici piščančjih prsi, kuhanih in narezanih
- dovolj sira Manchego z malo maščobe za gratiniranje
- dovolj kisle smetane z nizko vsebnostjo maščobe za prilogo
- po okusu avokada, za prilogo
- po okusu čebule, za prilogo

PRIPRAVA

1. V skledo položite cvetačo, pokrijte s plastiko proti prijemanju in kuhajte 4 minute v mikrovalovni pečici. Precedite, da odstranite vodo in rezervirajte.
2. Cvetačo zmešajte s sirom, jajci, začinite s soljo in poprom ter mešajte, dokler se ne poveže.
3. Mešanico cvetače položite na pladenj, obložen z voščenim papirjem, in razporedite po velikosti in obliki. Pečemo 15 minut na 180°C.
4. Tortilje napolnite z naribanim piščancem in prihranite.
5. V loncu z vodo na srednjem ognju kuhamo paradižnik, papriko serrano, čebulo in česen.

Pustite, da se ohladi, zmešajte in rezervirajte.

6. V loncu na majhnem ognju segrejemo olivno olje, prelijemo omako, jo začinimo s soljo in poprom ter kuhamo 10 minut oziroma dokler se ne zgosti.

7. Enchilade serviramo na razširjen krožnik, prelijemo s pekočo omako, dodamo sir Manchego, pečemo v mikrovalovni pečici 30 minut, da se gratinirajo, okrasimo s smetano, avokadom in čebulo.

47. Morska in kopenska keto nabodala

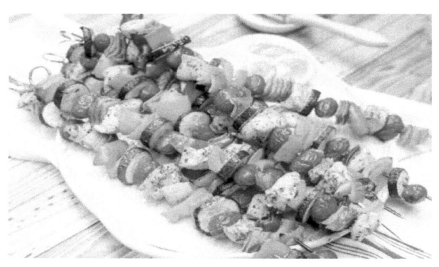

SESTAVINE

- 1 skodelica buče
- 1 skodelica rdeče paprike
- 1 skodelica kozic, sveža, srednja
- 1 skodelica rumene paprike
- 1 skodelica govejega fileja, v srednjih kockah, za nabodala
- 1 skodelica zelenega popra
- dovolj pršila za kuhanje
- 1 skodelica majoneze, lahka
- 1/4 skodelice koriandra
- 1/4 skodelice peteršilja
- 1 žlica limoninega soka

- 1 žlica česna v prahu
- po okusu soli

PRIPRAVA

1. Na deski narežemo bučo na rezine. Podobno narežite papriko na srednje kvadratke in rezervirajte.
2. Na palčke za nabodala nataknite bučo, rdečo papriko, kozice, rumeno papriko, goveji zrezek, zeleno papriko in ponavljajte, dokler ne napolnite.
3. Kuhajte na žaru z malo pršila za kuhanje na srednji visoki temperaturi 15 minut.
4. Za koriandrov preliv: zmešajte majonezo, koriander, peteršilj, limonin sok, česen v prahu in sol do gladkega.
5. Postrezite nabodala s koriandrovim prelivom in uživajte.

48. Pečene bučke s skuto

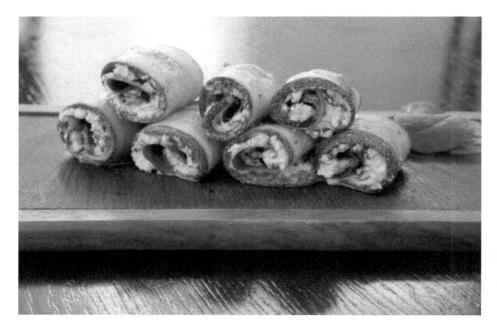

SESTAVINE

- 3 bučke, podolgovate
- 2 žlici olivnega olja
- po okusu soli
- po okusu poper
- 50 gramov skute
- 1 žlica peteršilja, mletega
- 1/2 čajne žličke limoninega soka brez pečk
- 2 skodelici mlade špinače, listi
- 1/2 skodelice bazilike, listi

PRIPRAVA

1. Bučkam na deski odrežemo konce, jih po dolžini prerežemo in premažemo z oljčnim oljem. Začinimo s soljo in poprom.
2. Na segret žar na zmernem ognju položimo rezine bučk, ki jih na obeh straneh pečemo približno 5 minut. Odstranite z ognja in rezervirajte.
3. V skledi zmešajte skuto, peteršilj in limonin sok, dokler se ne povežejo.
4. Rezine buče razporedite po deski, 2 centimetra od roba buče položite pol žlice prejšnje zmesi. Po okusu potresemo z listi mlade špinače in dodamo list bazilike. Roll up.
5. Postrezite takoj in uživajte.

49. Omleta Poblano

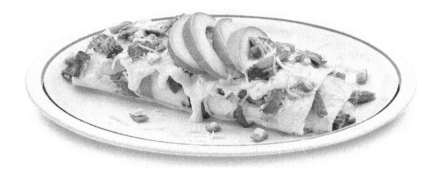

SESTAVINE

- 1 skodelica poblano paprike, pečene in narezane na rezine, za omako
- 1/4 čebule, za omako
- 1 strok česna, za omako
- 1/2 skodelice jocoque, za omako
- 1 skodelica posnetega mleka, svetlega, za omako
- po okusu soli, za omako
- po okusu poper, za omako
- 1 žlica oljčnega olja, za omako
- 4 jajca
- 2 žlici posnetega mleka, svetlo

- 1 čajna žlička čebule v prahu
- dovolj pršila za kuhanje
- dovolj sira panela, v kockah, za polnjenje
- dovolj rdeče čebule, narezane, za prilogo

PRIPRAVA

1. Rezine poblano paprike zmešajte s čebulo, česnom, jocoquejem, posnetim mlekom, začinite s soljo in poprom.
2. Na zmernem ognju segrejte lonec, segrejte olje in prelijte omako, kuhajte 10 minut oz. dokler ni gosta.
3. Za omleto v skledi stepemo jajca z mlekom, čebulo v prahu, začinimo s soljo in poprom. Rezervacija.
4. V teflonsko ponev dodamo malo olivnega olja v razpršilu in prelijemo s prejšnjim pripravkom, kuhamo 5 minut na majhnem ognju na vsaki strani. Odstranite z ognja in rezervirajte.
5. Omleto napolnimo s sirom panela, serviramo na podaljšan krožnik, prelijemo s poblano omako, okrasimo z rdečo čebulo in uživamo.

50. Jajčna torta s šparglji

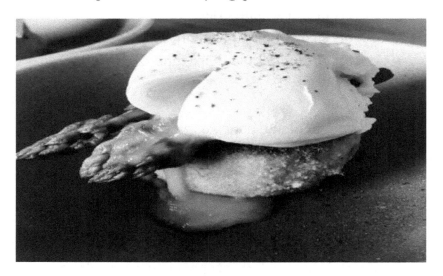

SESTAVINE

- dovolj pršila za kuhanje
- 12 beljakov
- 1/2 skodelice čebule
- 1/2 skodelice paprike
- 1/2 skodelice špargljev
- po okusu soli
- po okusu poper
- 1/4 čajne žličke česna v prahu

PRIPRAVA

1. Pečico segrejte na 175 °C.
2. Pekač za kolačke popršite z malo razpršila za kuhanje.
3. V mešalnik dodajte beljak, čebulo, papriko, šparglje, sol, poper in česen v prahu ter stepajte 5 minut.
4. Zmes vlijemo v modelčke za kolačke, do $\frac{3}{4}$ odstotka napolnjene, in pečemo 20 minut ali dokler ni pečeno. Unmold.
5. Postrezite in uživajte.

NEVERJETNI RECEPT Z NIZKO VSEBNOSTJO OGLJIKOVIH HIDRATOV

51. PRIMITIVNA TORTILJA

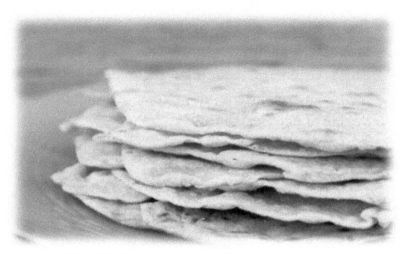

SESTAVINE

- 1 žlica (15 ml) masla s soljo
- 30 g sesekljanih gob
- 30 g sesekljane čebule
- 30 g sesekljane rdeče paprike
- 4 srednja jajca
- 30 ml mlečne smetane
- 1/4 žličke (1 ml) soli
- 1/8 čajne žličke (0,5 ml) sveže mletega popra 14 g naribanega sira čedar (neobvezno)

PRIPRAVA

1. To je najpomembnejši primitivni zajtrk in fantastičen način za postopno opuščanje tipičnega zajtrka z ogljikovimi hidrati. Če ste navajeni dan začeti s kosmiči, toastom in sokom, vas bo slastna tortilja nasitila ure in ure, vaši prvi koraki paleolitske in ketogene diete pa bodo pravi užitek.

2. V ponvi na zmernem ognju stopite polovico masla. Dodamo zelenjavo in jo dušimo pet do sedem minut. Zelenjavo odstranite iz ponve.

3. V isti ponvi stopimo preostanek masla. V manjši skledi stepemo jajca s smetano, soljo in poprom. Pekač nagnemo tako, da maslo prekrije celotno dno. Vlijemo jajčno zmes in ponovimo gibanje.

4. Kuhajte brez mešanja. Ko se jajce strdi na robovih, ga s silikonsko lopatko odstranite s sten ponve. Ponev nagnite tako, da bo jajčna mešanica, ki zaseda sredino, lahko segala do robov.

5. Ko se jajčna mešanica strdi, na eno od polovic tortilje položimo zelenjavo. Potresemo s polovico sira (če ga uporabljamo) in tortiljo previdno prepognemo, da jih prekrije. Tortiljo

preložimo na krožnik in potresemo s preostalim sirom. Postrezite takoj.

52. JAJČNA SOLATA ZA ZAJTRK

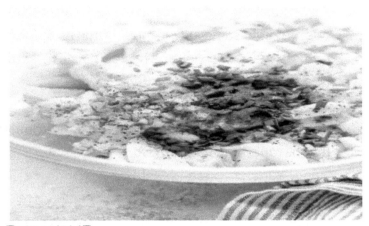

SESTAVINE

- ½ srednje velikega avokada
- 1/3 skodelice (75 ml) majoneze Primal Kitchen ali druge majoneze, primerne za paleolitsko prehrano (glejte opombo)
- 6 velikih trdo kuhanih jajc
- 4 rezine slanine (brez dodanega sladkorja), hrustljavo pečene
- 2 žlici (30 ml) zelo sesekljane kapesate
- čajna žlička (2 ml) tahinija (glej opombo) Sveže mlet poper

PRIPRAVA

1. Ta okusna jajčna solata je fantastična postrežena sama ali na posteljici iz špinače. Lahko tudi rahlo popečete rezino Keto kruha in s solato pripravite sendvič.
2. V srednje veliki skledi zdrobite avokado z vilicami. Dodamo majonezo in mešamo, dokler ne nastane homogena masa.
3. Trdo kuhana jajca sesekljamo. Dodajte jih majonezni mešanici in vse premešajte z vilicami, jajce pa zdrobite (naj bo malo gosto).
4. Sesekljajte slanino. Jajčni mešanici dodamo koščke, drobnjak in tahini. Mešajte. Poskusite in dodajte poper.

53. PALAČINKE IZ KOKOSOVE MOKE Z OREHI MAKADAMIJE

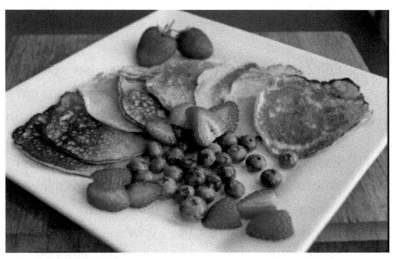

SESTAVINE

- 3 velika jajca
- skodelica (60 g) masla brez stopljenega sladkorja
- skodelica (60 g) goste smetane
- skodelica (60 g) polnomastnega kokosovega mleka
- čajna žlička (2 ml) vanilijevega ekstrakta $\frac{1}{4}$ skodelice (30 g) kokosove moke </
- $\frac{1}{4}$ čajne žličke (1 ml) košer soli
- čajna žlička (2 ml) mletega cimeta
- Sladilo, primerno za ketogeno dieto, po okusu (neobvezno; glej opombo)

- skodelica (30 g) sesekljanih ali mletih orehov makadamije Kokosovo olje za namastitev žara

PRIPRAVA

1. Palačinke iz kokosove moke so odličen nadomestek za tiste iz bele ali polnozrnate moke. Makadamija doda zdrave maščobe in zanimivo teksturo; če jih pustimo v večjih kosih, dobimo hrustljave palačinke. Gosto smetano lahko nadomestite z več kokosovega mleka, če ne želite uporabljati mlečnih izdelkov. Postrezite vroče z maslom, mandljevim maslom, kokosovim maslom ali smetano iz kokosovega mleka.

2. V srednji skledi stepite jajca skupaj z maslom, smetano, kokosovim mlekom in vanilijo.

3. V manjši skledi z vilicami zmešamo moko, sol, kvas, cimet in sladilo. Odstranite grudice in dodajte suhe sestavine.

4. Nalijte makadamije in premešajte. Testo bo gosto. Vodo dodajte zelo malo po malo, dokler ne pridobi želene konsistence.

5. Na srednjem ognju segrejte žar ali ponev z ravnim dnom. Ko je pripravljen, rahlo namažite s kokosovim oljem. Testo dajte na žar na velike žlice. Z žlico ali lopatko bo

treba testo nežno razmazati, da se oblikuje tanjši krep, saj njegova tekstura ne bo enaka teksturi tradicionalnega testa.

6. Počasi kuhamo nekaj minut na vsaki strani, dokler se ne naredijo mehurčki. Obrnite se. Postrezite toplo.

54. PONEV ZA HAMBURGER

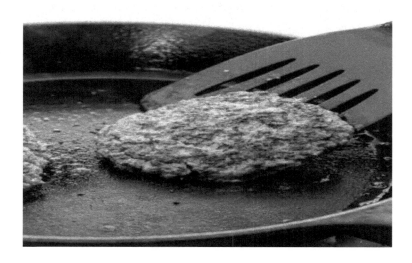

SESTAVINE

- 900 g mletega govejega mesa
- 2 narezana stroka česna
- 1 čajna žlička (5 ml) posušenega origana
- 1 čajna žlička (5 ml) košer soli
- čajna žlička (2 ml) črnega popra 3 skodelice (85 g) sveže mlade špinače
- 1 ½ skodelice (170 g) naribanega sira (čedar ali podobno) 4 velika jajca

PRIPRAVA

1. K tej jedi se obrnem kadarkoli v dnevu, še posebej pa pri zajtrku. Za uživanje v burgerju s sirom in slanino lahko dodate nekaj kosov ocvrte slanine.
2. Pečico segrejte na 200°C.
3. V ponvi, primerni za pečico (na primer litoželezni), popečemo mleto meso. Po približno petih minutah, ko se malo popeče, odstavimo in dodamo česen. Pražimo ga kakšno minuto in primešamo k mesu. Dodamo origano, sol in poper ter dobro premešamo.
4. Peščišča dodajte v pest špinače, ko se zmehčajo. Takoj, ko je vsa špinača vključena, pekač vzemite iz pečice. Dodaj
5. skodelico (120 g) sira in premešajte.
6. Meso enakomerno razporedimo po pekaču. Nato naredite štiri luknje na vrhu mesa in v vsako previdno zalupite jajce. Potresemo s preostankom sira.
7. Pečemo deset minut. Beljaki morajo biti strjeni, rumenjaki pa še tekoči. Pustimo v pečici še nekaj minut, da dobimo bolj čvrste rumenjake. Vsako porcijo serviramo na krožnik.

55. REPA HASH BROWNS

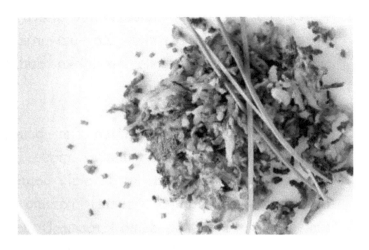

SESTAVINE

- 2 srednji repi (230 g), oprani in olupljeni
- 1 veliko jajce
- 1 žlica (15 ml) kokosove moke (neobvezno)
- 1 čajna žlička (5 ml) košer soli in malo več, po okusu ½ čajne žličke (2 ml) črnega popra
- 2 žlici (30 ml) slanine ali maslene maščobe, po potrebi tudi več
- Kisla smetana (neobvezno)
- Sesekljan drobnjak (neobvezno)

PRIPRAVA

1. Ko boste poskusili te rjave barve, se bo različica s krompirjem v primerjavi z njimi zdela pusta. Postrezite s fritajo in uživajte v popolnem ketogenem zajtrku.
2. Repo narežite na julienne s strgalnikom ali kuhinjskim robotom.
3. V veliki skledi stepemo jajce in dodamo repo. Vmešajte moko, sol in poper.
4. Na srednje močnem ognju segrejte veliko ponev z ravnim dnom. Ko se segreje, dodamo slanino maščobo; Ko se stopi, ogenj nekoliko znižamo.
5. Repo še malo premešamo in jo po $\frac{1}{2}$ skodelice (120 ml) dodamo približno na vročo maščobo. Z lopatko jih malo stisnemo, da se sploščijo. Kuhajte tri do pet minut, dokler robovi niso zlato rjavi. Nato obrnite in pecite še na drugi strani.
6. Serviramo na krožnik in še malo posolimo. Po želji zalijemo s porcijo kisle smetane in okrasimo z drobnjakom.

56. SKLEDA GRŠKEGA JOGURTA Z MANDLJEVIM HRUSTLJAVIM KRUHOM

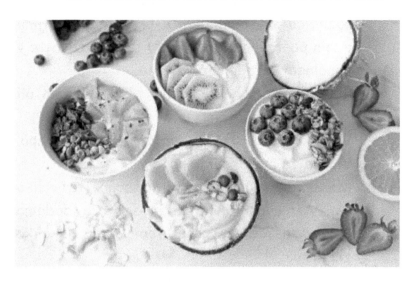

SESTAVINE

- skodelica (15 g) nesladkanih kokosovih kosmičev 2 žlici (15 g) filetanih mandljev
- 1 skodelica (250 ml) polnomastnega grškega jogurta
- 1/3 skodelice (80 ml) polnomastnega kokosovega mleka
- Keto dietno sladilo, po okusu (neobvezno)
- 2 žlici (30 ml) surovega mandljevega masla (brez dodanega sladkorja)
- 2 žlici (15 g) kakavovih zrn
- Malo mletega cimeta

PRIPRAVA

1. Kakavova zrna so preprosto pražena zrna kakavove rastline, iz katere je izdelana čokolada. Vendar ne pričakujte, da bodo imeli enak okus kot vaša najljubša čokolada. So čisti kakav, torej nepredelana čokolada, brez sladkorja ali drugih sestavin. Kakavova zrna imajo številne koristi za zdravje; So na primer odličen vir magnezija, železa in antioksidantov. Zagotavljajo 5 gramov ogljikovih hidratov na porcijo, vendar 0 gramov sladkorja, zato se sami odločite, ali jih boste vključili v ta recept in v tem primeru koliko boste naredili.

2. V majhni ponvi na srednje nizkem ognju in brez maščobe prepražimo kokosove kosmiče, da rahlo porjavijo. Postopek ponovimo z narezanimi mandlji.

3. Zmešajte z mešanjem jogurta, kokosovega mleka in sladila, če ga uporabljate. Mešanico razdelite med dve skledi. Vsakemu dodamo žlico (15 ml) mandljevega masla in premešamo, da se poveže (nič se ne zgodi, če vse premešamo). Po vrhu potresemo malo

praženega kokosa, mlete mandlje, kakavova zrna in cimet.

57. FRITATA IZ MLETEGA MESA, OHROVTA IN KOZJEGA SIRA

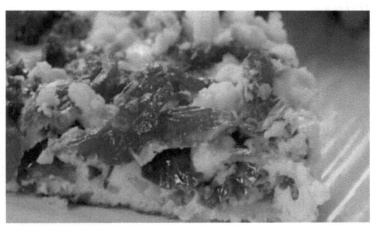

SESTAVINE

- šop ohrovta (4 ali 5 listov), poljubne sorte 1 žlica (15 ml) avokadovega olja
- 450 g mletega svinjine
- 1 čajna žlička (5 ml) posušenega žajblja
- 1 čajna žlička (5 ml) posušenega timijana
- $\frac{1}{4}$ čajne žličke (1 ml) mletega muškatnega oreščka $\frac{1}{4}$ čajne žličke (1 ml) sesekljane

rdeče paprike 1 majhna čebula ali ½ velike kocke

- 2 narezana stroka česna
- 8 velikih jajc
- skodelica (120 ml) goste smetane
- 1 skodelica (90 g) naribanega kozjega sira ali več po okusu

PRIPRAVA

1. Vsak navdušenec nad keto dieto bi moral vedeti, kako pripraviti fritajo. Uporabite lahko kombinacijo mesa, sira, zelenjave, zelišč in začimb, ki vam je ljubša.
2. Listom ohrovta z ostrim nožem odstranimo debela stebla. Stebla narežite na kocke, liste pa sesekljajte. Rezerva.
3. V veliki ponvi, primerni za žar (na primer litoželezni), segrejte olje na zmernem ognju. Ko je vroče, dodajte svinjino. Kuhajte pet minut, občasno premešajte.
4. V manjši skledi zmešajte žajbelj, timijan, muškatni orešček in rdečo papriko. Vse skupaj dodamo k mesu v ponvi in dobro premešamo. Nadaljujte s kuhanjem še pet minut, dokler svinjina ni dobro pečena.

5. Z žlico z režami prenesite meso v skledo. Če je v ponvi veliko maščobe, odstranite del in pustite le eno ali dve žlici (15 do 30 ml).

6. V ponev dodamo čebulo in stebla ohrovta. Pražimo približno pet minut, dokler se čebula ne zmehča. Dodamo česen in mešamo minuto. Po potrebi ponev deglaziramo z malo vode in odstranimo pražene delce.

7. Liste ohrovta dodajte pest za pestjo in mešajte, da se zmehčajo, dokler niso vsi listi v ponvi in malo pečeni. V ponev dodamo meso in dobro premešamo.

8. V srednji skledi stepemo jajca s smetano. Mešanico prelijemo čez meso in zelenjavo v pekaču, tako da oblikujemo homogeno plast. Brez mešanja kuhajte približno pet minut, dokler se jajce ne strdi.

9. Rešetko pečice postavite na srednjo višino (približno 15 ali 20 cm od vrha) in vklopite žar. Jajca pokrijte s kozjim sirom. Pekač postavimo v pečico in gratiramo, dokler se jajca ne strdijo in kozji sir rahlo popeče. Pogosto opazujte, da se ne zažge.

10. Odstranite pekač iz pečice in pustite stati nekaj minut. Narežemo na trikotnike in postrežemo.

58. KETOAVENA KOSMIČI V STILU BRADA

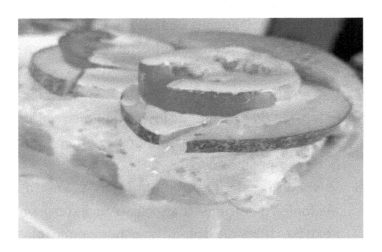

SESTAVINE

- skodelica (120 ml) kokosovega mleka 3 rumenjaki
- ¼ skodelice (60 ml) kokosovih kosmičev
- čajna žlička (2 ml) mletega cimeta
- 1 čajna žlička (5 ml) vanilijevega ekstrakta
- skodelica (60 g) zelo zmletih oreščkov (orehi, mandlji, pekan orehi, makadamija ali mešanica)
- 2 žlici (30 ml) mandljevega masla
- 1/8 čajne žličke (0,5 ml) soli (brez nje, če vsebuje mandljevo maslo in sol)
- 1 žlica (15 ml) kakavovih zrn (neobvezno)

Pokritja

- ¼ skodelice (60 ml) kokosovega mleka
- 2 čajni žlički (10 ml) kakavovih zrn (neobvezno)

PRIPRAVA

1. To je Bradov odgovor nasprotnikom keto diete, ki trdijo, da ne morejo živeti brez kosmičev za zajtrk. Brad se dogovarja s hotelom Ritz-Carlton, da bi to jed dodal svojemu zdravemu samopostrežnemu zajtrku ... Hecam se! Beljake rezervirajte za pripravo makaronov.

2. V srednje veliki ponvi zmešajte mleko in kokosove kosmiče, jajčne rumenjake, cimet, vanilijo, orehe, mandljevo maslo, sol in kakavova zrna (če jih uporabljate). Med neprekinjenim mešanjem segrevajte na srednje nizkem ognju tri ali štiri minute.

3. Postrezite v dveh majhnih skledicah. V vsakega vlijemo dve žlici (30 ml) kokosovega mleka in žličko kakavovih zrn. Jejte takoj.

59. JAJČNI MAFINI V MODELČKIH ZA ŠUNKO

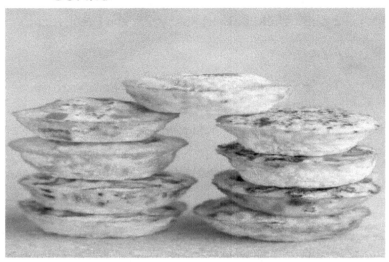

SESTAVINE

- 1 žlica (15 ml) staljenega kokosovega olja
- 6 rezin kuhane šunke (bolje na tanke rezine)
- 6 velikih jajc
- Sol in poper po okusu
- 3 žlice (45 ml) naribanega sira čedar (neobvezno)

PRIPRAVA

1. Ti mafini so popoln hiter zajtrk. Pripravite jih večer prej, da jih naslednji dan postavite v mikrovalovno ali pečico. Bodite prepričani, da kupite kakovostno šunko in ne poceni klobas.
2. Pečico segrejte na 200 °C. Šest votlin krožnika za kolačke pobarvajte s staljenim kokosovim oljem.
3. V vsako vdolbinico damo rezino šunke in jajce. Salpimentar in na vrh vsakega jajca potresemo $\frac{1}{2}$ jedilne žlice (7,5 ml) sira.
4. Pečemo od trinajst do osemnajst minut, odvisno od želene stopnje kuhanosti rumenjakov.
5. Odstranite krožnik iz pečice in pustite, da se ohladi nekaj minut, preden previdno odstranite «mafine». Hladite v stekleni ali plastični posodi, da se ne izsušijo.

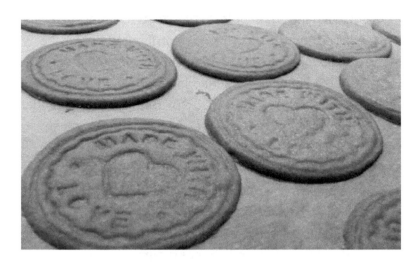

SESTAVINE

- .250 g masla.
- 350 g moke, presejane.
- 200 g rjavega sladkorja
- .5 g sode bikarbone.
- 1 jajce.
- 1 žlica soli

PRIPRAVA

9. Na pripravo špekulozov je treba počakati 12 ur.
10. V prvi posodi zmešajte 40 g moke, sodo bikarbono in sol.
11. Stopite maslo.
12. Damo v drugo posodo, dodamo rjavi sladkor, jajce in močno premešamo. Nato med mešanjem dodamo preostalo moko. Vse premešamo in pustimo stati 12 ur v hladilniku.
13. Po 12 urah čakanja namažite pekače z maslom.
14. Testo razvaljamo na minimalno debelino (največ 3 milimetre) in ga režemo z modelčki po izbiri.
15. Vse skupaj pečemo 20 minut, opazujemo kuhanje.
16. Najbolje je, da se špekuloji pred uživanjem ohladijo!

6 1. MEŠANICA ZAČIMB ZA ČAJ

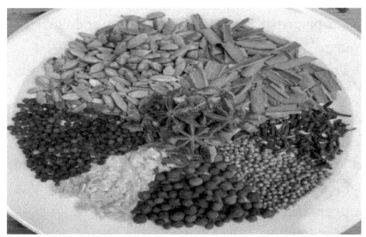

SESTAVINE

- 2 čajni žlički (10 ml) mletega cimeta
- 2 čajni žlički (10 ml) mletega kardamoma
- 1 čajna žlička (5 ml) mletega ingverja
- 1 čajna žlička (5 ml) mletih nageljnovih žbic
- 1 čajna žlička (5 ml) mletega pimenta

PRIPRAVA

1. To preprosto torto lahko pripravite vnaprej, sestavljanje pa traja le nekaj minut. Postavite v hladilnik in zjutraj bo pripravljeno. Če ga pripravljate v majhnih kozarcih z navojnim pokrovom, jih lahko vzamete kamor koli želite. Iz mešanice začimb bo nastalo več, kot potrebujete za ta recept; Kar dobite, shranite v prazen kozarec začimb.

2. V skledi zmešajte kokosovo mleko s chia semeni, mešanico začimb, vanilijo in stevio (lahko uporabite ročni ali stekleni mešalnik, če želite bolj homogeno teksturo).

3. Mešanico enakomerno porazdelite v dva kozarca ali majhne sklede.

4. Hladimo vsaj štiri ure (po možnosti tudi čez noč), da se zgosti.

5. Dodajte prelive, če jih uporabljate, in postrezite.

6 2. UMEŠANA JAJCA S KURKUMO

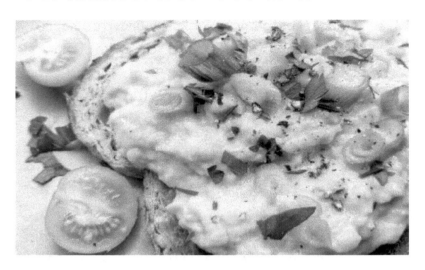

SESTAVINE

- 3 velika jajca
- 2 žlici (30 ml) goste smetane (neobvezno)
- 1 čajna žlička (5 ml) mlete kurkume
- Sol po okusu
- Sveže mleti črni poper po okusu
- 1 žlica (15 g) masla

PRIPRAVA

1. Ta preprosta različica umešanih jajc življenja je odličen način za začetek dneva in deluje protivnetno. Kurkuma je zelo cenjena v zdravstvenih okoljih, ker vsebuje spojino, imenovano "kurkumin", ki je bila v različnih študijah dokazana kot koristna pri številnih boleznih, od artritisa do preprečevanja raka. Ne delajte brez črnega popra, saj vsebuje piperin, ki izboljša absorpcijo kurkumina v telesu.

2. V manjši skledi rahlo stepemo jajca s smetano. Dodamo kurkumo, sol in poper.

3. V ponvi na srednjem ognju raztopimo maslo. Ko začne brbotati, ga nežno prelijemo čez jajčno zmes. Ko se jajca strdijo, pogosto mešajte in kuhajte dve ali tri minute.

4. Odstavite z ognja, okusite, po potrebi dodajte še sol in poper ter postrezite.

6 3. KOKOSOVO MLEKO

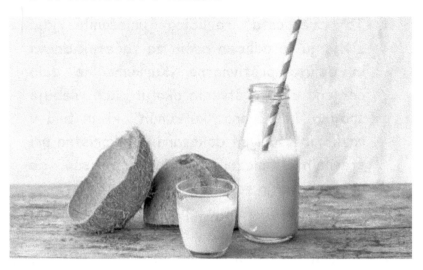

SESTAVINE

- Kokosovo mleko in ¼ skodelice svežih borovnic
- 1 skodelica (100 g) surovih mandljev
- 1 skodelica (100 g) surovih indijskih oreščkov
- 1 skodelica (100 g) surovih bučnih semen
- 1 skodelica (100 g) surovih sončničnih semen
- skodelica (60 ml) zmehčanega kokosovega olja 1 žlica (15 ml) surovega medu
- 1 čajna žlička (5 ml) vanilijevega ekstrakta
- 1 čajna žlička (5 ml) himalajske rožnate soli 1 skodelica (60 g) nesladkanih kokosovih kosmičev 1 skodelica (60 g) kakavovih zrn

Neobvezne sestavine

- skodelica (180 ml) polnomastnega kokosovega mleka ali nesladkanega mandljevega mleka ¼ skodelice (40 g) svežih borovnic

PRIPRAVA

1. Katie French, avtorica Paleo Cooking Bootcampa, je ustvarila hitro in preprosto jed, ki vam lahko vrne žitarice v življenje. Postrezite s polnomastnim kokosovim ali mandljevim mlekom, svežimi jagodami in polnomastnim grškim jogurtom ali pa granolo dajte v vrečke za prigrizke in jo odnesite naokoli.
2. Pečico segrejte na 180 °C. Krožnik ali železen lonec obložite s papirjem za peko.
3. Oreščke in semena po želji sesekljajte s kuhinjskim robotom, ročnim sekljalnikom ali ostrim nožem.
4. V večji skledi zmešajte kokosovo olje, med in vanilijo. Dodajte oreščke in semena, morsko sol, kokosove kosmiče in kakavova zrna ter dobro premešajte.
5. Zmes granole prestavimo v pekač. Pecite dvajset minut, enkrat obrnite, dokler niso rahlo popečeni.

6. Pustite, da se zmes ohladi pol ure in jo prenesite v nepredušno zaprto posodo. V hladilniku ga hranite do tri tedne.
7. Dodajte želene neobvezne sestavine.

6 4. CURLEY JAJČNI PRIGRIZKI

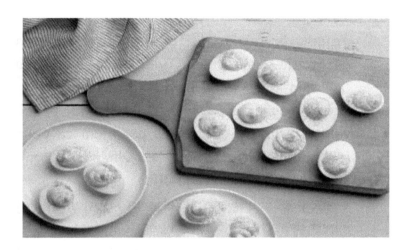

SESTAVINE

- 1 žlica (15 ml) kokosovega olja
- ¼ zelo sesekljane čebule
- 250 g mletega govejega mesa, vzhajanega s travo
- 1 strok česna
- 1 čajna žlička (5 ml) mlete kumine
- 1 čajna žlička (5 ml) košer soli
- ½ čajne žličke (2 ml) črnega popra

- čajna žlička (1 ml) cayenne (neobvezno) 6 velikih jajc
- ½ skodelice (45 g) naribanih sortiranih sirov

PRIPRAVA

1. Jajčni prigrizki so bili plod desetletja potovanja po svetu Tylerja in Connorja Curleyja, Bradovih starih prijateljev.
2. Pečico segrejte na 200 °C. Kvadratni pekač velikosti 15 cm obložite s papirjem za peko (ali dobro namastite z žlico [15 ml] stopljenega kokosovega olja).
3. V večji ponvi segrejte olje in na njem nekaj minut pražite čebulo, da začne rjaveti.
4. Dodamo mleto meso, dobro premešamo in kuhamo približno deset minut, da izgubi skoraj ves rožnati odtenek.
5. Mleto meso in čebulo potisnemo proti robom ponve. Na sredino damo česen in ga kuhamo toliko časa, da zadiši. Vse zelo dobro premešamo.
6. Dodamo kumino, sol, poper in cayenne (če ga uporabljamo). Dobro premešamo in kuhamo še pet minut, dokler ni meso popolnoma kuhano. Odstranite z ognja.

7. V veliki skledi stepemo jajca. Skodelico mesne zmesi dodajte jajcem in neprestano mešajte, da se ne strdijo. Dodamo preostalo meso in dobro premešamo.

8. Mešanico jajc in mesa vlijemo v pekač. Po vrhu potresemo sir in kuhamo dvajset minut. V sredino vstavite nož za maslo; Ko pride ven čisto, ga vzemite iz pečice. Pustimo, da se ohladi nekaj minut in narežemo na kvadratke.

6 5. VAFLJI Z MESNO OMAKO

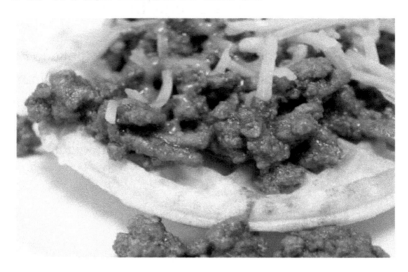

SESTAVINE

Mesna omaka

- 450 g mlete svinjine (ali govedine ali purana)
- 1 čajna žlička (5 ml) posušenega žajblja
- čajna žlička (2 ml) posušenega timijana
- žlička (2 ml) mletega česna
- ¼ čajne žličke (1 ml) košer soli
- ¼ čajne žličke (1 ml) črnega popra 300 ml polnomastnega kokosovega mleka (glejte opombo)

Vaflji

- 2 veliki jajci
- 1 žlica (15 ml) staljenega kokosovega olja $\frac{1}{2}$ skodelice (120 ml) polnomastnega kokosovega mleka
- skodelica (80 g) mandljeve moke ali kaše posušenega sadja (glejte opombo) $\frac{1}{4}$ čajne žličke (1 ml) soli
- $\frac{1}{2}$ čajne žličke (2 ml) kvasa
- $1\frac{1}{2}$ čajne žličke (7 ml) marante v prahu

PRIPRAVA

1. Ta recept predstavlja dober način za izkoriščanje pulpe, ki ostane po pripravi mleka iz suhega sadja. Raje si vzamem čas in začnem svojo mesno omako pripraviti iz nič, lahko pa uporabim kupljene klobase, če ne vsebujejo dodanega sladkorja ali drugih nesprejemljivih sestavin.

2. Na zmernem ognju segrejte veliko ponev in dodajte mleto meso. Med kuhanjem zdrobimo z vilicami.

3. Po približno petih minutah, ko je svinjina skoraj pečena, dodamo začimbe in dobro premešamo. Dušimo še dve ali tri minute, dokler niso zlato rjave barve. Dodamo kokosovo mleko in počakamo, da zavre. Ko se to zgodi, zmanjšajte toploto.

4. V srednji skledi stepite jajca s kokosovim oljem in kokosovim mlekom. Dodajte pulpo, sol, kvas in maranto v prahu. Dobro premešamo. Testo za vaflje bo debelejše od tradicionalnega; po potrebi dodajamo malo vode iz žlice v žlico, dokler ne dobi primerne teksture.

5. Malo testa vlijemo v pekač za vaflje na srednje nizki temperaturi (lahko uporabite tudi rahlo pomaščeno ponev ali žar in naredite palačinke). Ko je vafelj končan, ga odstranite in ponovite z ostalim testom.

6. Vaflje postrezite z omako.

6 6. KAVA Z VISOKO VSEBNOSTJO MAŠČOB

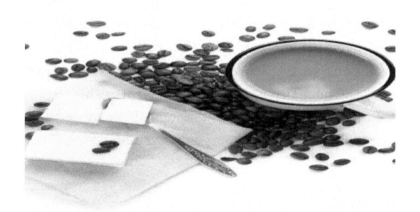

SESTAVINE

- 1 skodelica (250 ml) kakovostne kave
- 1-2 žlici (15 do 30 ml) nesoljenega masla
- 1-2 žlici (15 do 30 ml) MCT olja (ali kokosovega olja, čeprav je MCT zaželen)

Neobvezne sestavine

- ½ čajne žličke (2 ml) vanilijevega ekstrakta
- čajna žlička (1 ml) nesladkanega črnega kakava v prahu 1 žlica (15 ml) kolagen hidrolizata v prahu
- Ščepec mletega cimeta

PRIPRAVA

1. Če ste prej vsako jutro pili kavo s sladkorjem, je ne boste pogrešali, ko boste začeli uživati v tej kavi, polni okusnih maščob, ki spodbujajo nastajanje ketonov. Mnogi privrženci ketogene diete namesto zajtrka pijejo kavo z visoko vsebnostjo maščob in zdržijo do kosila ali večerje. Začnite z žlico masla in drugim MCT oljem ter povečujte odmerek po lastni želji.
2. Kavo, maslo in olje stepamo s kozarcem ali paličnim mešalnikom, dokler se ne speni. Piti.

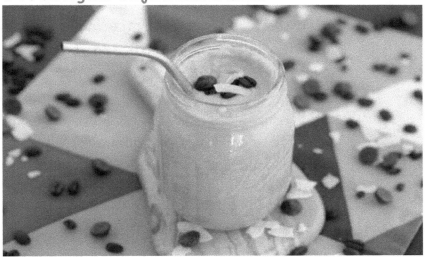

SESTAVINE

- skodelica (120 ml) močne kave ali 1 odmerek espressa 1 žlica (15 ml) nesoljenega masla
- 1 žlica (15 ml) MCT olja (ali kokosovega olja, čeprav je bolje uporabiti MCT)
- $\frac{1}{4}$ skodelice (60 ml) polnomastnega, segretega ali uparjenega kokosovega mleka
- 1 merica (20 g) Chocolate Coconut Primal Fuel v prahu nadomestek obroka
- $\frac{1}{4}$ čajne žličke (1 ml) nesladkanega kakava v prahu Vroča voda
- Ščepec mletega cimeta
- Stepena smetana ali krema iz kokosovega mleka (neobvezno)

PRIPRAVA

1. Poskusite to po jutranjem treningu ali ko si zaželite zelo drago sladkorno bombo iz kavarne na vogalu.
2. Kavo, maslo, olje, kokosovo mleko, beljakovine v prahu in kakav v prahu zmešajte s steklenim ali ročnim mešalnikom, dokler se ne speni. Če je napitek pregost, dodajajte po žlico malo vroče vode, dokler ne dobite želene gostote.
3. Vlijemo v vročo skodelico in potresemo s ščepcem cimeta. Po želji dodamo še stepeno smetano.

6 8. ZELENI SMUTI

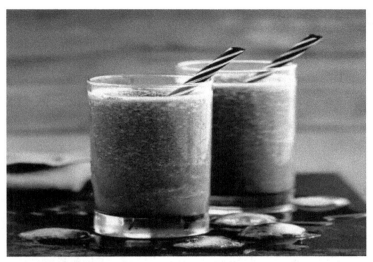

SESTAVINE

- 1 pločevinka (400 ml) polnomastnega kokosovega mleka
- 1 čajna žlička (5 ml) vanilijevega ekstrakta
- Velik šop zelenjave, kot sta ohrovt ali špinača (približno 2 skodelici)
- 1 žlica (15 ml) MCT olja ali kokosovega olja
- 2/3 skodelice (150 g) zdrobljenega ledu
- 2 merici (42 g) nadomestka obroka Primal Fuel (Vanilla Coconut) v prahu

PRIPRAVA

1. Čokolada kokos; ali navadne sirotkine beljakovine v prahu.
2. Ko imate samo eno minuto časa, je ta možnost fantastična in preprosta.
3. Ne zamudite priložnosti, da zaužijete obilen obrok zelenjave.
4. V steklenem mešalniku stepite kokosovo mleko, vanilijo, zelenjavo, olje in led.
5. Dodajte beljakovinski prašek in mešajte pri nizki moči, dokler se ne vključi. Služiti.

6 9. SMOOTHIE IZ PESE IN INGVERJA

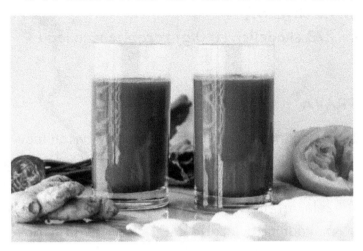

SESTAVINE

- srednja pesa (pečeno peso je lažje stepati, če je surova, jo je treba najprej narezati na kocke)
- $\frac{1}{4}$ skodelice (110 g) borovnic, svežih ali zamrznjenih
- 1 skodelica (250 ml) mandljevega mleka ali drugega nesladkanega posušenega rastlinskega mleka
- Velik šop zelenjave, kot sta ohrovt ali špinača (približno 2 skodelici) 10 orehov makadamije
- 3 cm velik košček svežega ingverja, olupljenega in narezanega na kocke 2 žlici (30 ml) MCT olja ali kokosovega olja 5-10

kapljic tekoče stevije ali po okusu
(neobvezno)
- 2/3 skodelice (150 g) zdrobljenega ledu

PRIPRAVA

1. Ta smuti je poln antioksidantov, vitaminov in mineralov, zaradi česar je fantastičen napitek za okrevanje v tistih dneh, ko ste zelo intenzivno trenirali. Poleg tega oreščki makadamije in olje MCT zagotavljajo dobro količino zdravih maščob.
2. V steklenem mešalniku stepite peso, brusnice, mandljevo mleko, zelenjavo, makadamije, ingver, olje in stevio. Drugi cikel bo morda potreben, če uporabimo surovo peso ali če makadamijinih orehov sploh ne stepemo.
3. Dodamo led in vse stepamo, dokler zmes ni homogena.

7 0. SMOOTHIE KARKOLI

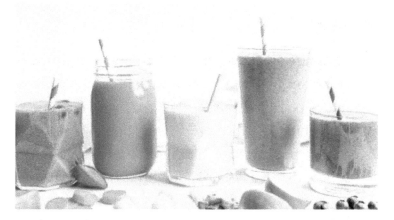

SESTAVINE

- 3 skodelice (50 g) listov ohrovta
- skodelica (120 ml) polnomastnega kokosovega mleka
- srednji avokado (približno ¼ skodelice; 60 g) ¼ skodelice (30 g) surovih mandljev
- 3 brazilski orehi
- skodelica (30 g) svežih zelišč (glej opombo)
- 2 merici nadomestka v prahu Chocolate Coconut Primal Fuel ali navadnih sirotkinih beljakovin v prahu
- 1 žlica (15 ml) kakava v prahu (če je mogoče, temna čokolada)
- 1 čajna žlička (5 ml) mletega cimeta
- 1 čajna žlička (5 ml) himalajske rožnate soli
- 2 ali 3 kapljice izvlečka poprove mete (neobvezno)

- 1 ali 2 skodelici ledenih kock

PRIPRAVA

1. Ta smuti je navdihnil eden izmed najljubših zajtrkov Bena Greenfielda, slavnega triatlonca in trenerja. Jaz ga imenujem "smuthie of whatever", ker lahko vse, kar imate, postavite v hladilnik! Ne oklevajte in prilagodite ta recept, da vključite oreščke in zelišča, ki jih imate. Je pravi obrok, poln kalorij in hranil, zato ga po želji lahko razdelite na dva dela.

2. V majhno posodo z 2 ali 3 cm vode na dnu postavite košaro za kuhanje v sopari. Zavremo vodo in ohrovt kuhamo na pari pet minut.

3. Ohrovt dajte v blender. Dodajte kokosovo mleko, avokado, oreščke in zelišča. Stepajte s polno močjo trideset sekund.

4. Dodajte beljakovine v prahu, kakav v prahu, cimet, sol, izvleček poprove mete in led ter stepajte, dokler ne dobite homogene teksture.

5. Po potrebi dodajte vodo, da dobite želeno konsistenco.

7 1. ZLATI ČAJ

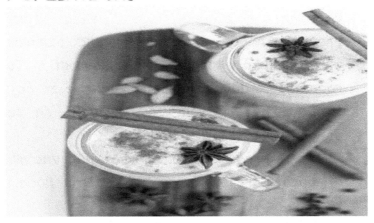

SESTAVINE

- 1½ skodelice (375 ml) mleka iz suhega sadja
- 1 čajna žlička (5 ml) mlete kurkume
- 1 čajna žlička (5 ml) mešanice začimb za čaj
- čajna žlička (2 ml) črnega popra
- čajna žlička (2 ml) vanilijevega ekstrakta
- 1 žlica (15 ml) kokosovega olja ali MCT olja
- 1 žlica (15 ml) kolagena v prahu (neobvezno)
- 5-10 kapljic tekoče stevije ali po okusu

PRIPRAVA

1. Ker vsebuje kurkumo in ingver, dve protivnetni začimbi, je veliko ljudi prepričanih, da ima zlato mleko oziroma zlato mleko terapevtske lastnosti. Ta različica je dodala klasične začimbe za čaj. Vroča skodelica vam bo pomagala, da se ponoči sprostite.
2. Mleko iz oreščkov, kurkume, čajnih začimb in popra segrejte v ponvi brez vrenja. Počasi kuhamo nekaj minut.
3. Vključite vanilijo, kokosovo olje, kolagen v prahu (če ga uporabljate) in stevio.
4. S paličnim mešalnikom dobro premešajte, dokler se ne speni. Okusite in prilagodite sladkost s stevio (brez pretiravanja).

7 2. Juha iz piščančjih kosti

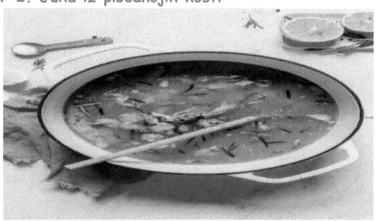

SESTAVINE

- 4 skodelice (300 do 400 g) piščančjih kosti ali trupov 1,4 kg piščanca
- 2 ali 3 skodelice (150 do 300 g) zelenjavnih ostankov (glej Svet); ali 1 večja na kocke narezana čebula, z lupino in korenom, če je ekološko pridelana, 2 palčki zelene in 2 na kocke narezana korenčka, vključno z 2 strtima strokoma česna
- 1 žlica (15 ml) narezanega svežega ingverja
- 10 zrn črnega popra
- 1 lovorjev list
- Sveža zelišča, kot sta timijan ali rožmarin (neobvezno)

PRIPRAVA

1. 1. način: Kosti, ostanke zelenjave, česen, ingver, poper in lovorov list damo v večji lonec s toliko vode, da pokrije vse sestavine. Zavremo in ko zavre znižamo temperaturo, da zavre. Kuhajte več ur, dlje tem bolje, spremljajte nivo vode in dodajte več tekočine, če pade prenizko.
2. 2. način: Sestavine dajte v počasen kuhalnik z dovolj vode, da so dobro prekrite. Pokrijte in uravnajte toploto na minimum. Kuhamo naj vsaj osem ur, rezultat pa bo boljši, če se kuha dlje. Juho lahko kuhate štiriindvajset ur ali več.
3. 3. način: Vse sestavine dajte v Instant Pot ali podoben električni lonec na pritisk in ga napolnite z vodo (ne da bi presegli črto za največjo oznako). Zaprite pokrov in kuhajte dve uri. Preden odprete lonec, pustite, da se tlak naravno dvigne.
4. Ko je juha gotova, precedite s cedilom z drobno mrežico in hitro ohladite. To najlažje storite tako, da na umivalnik namestite čep in ga do polovice napolnite z ledeno vodo. V ledeno vodo postavite kovinsko skledo ali

čisti kovinski lonec in juho prelijte skozi cedilo.

5. Ko je juha hladna, jo prenesite v čiste posode (na primer steklene kozarce z navojnimi pokrovi) in jo postavite v hladilnik ali zamrznite, če je ne nameravate uporabiti v nekaj dneh.

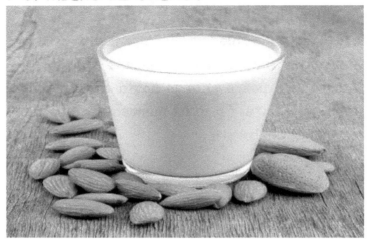

SESTAVINE

- 1 skodelica (100 g) surovih oreščkov (mandljev, lešnikov, indijskih oreščkov, orehov pekan ali makadamije)
- 4 skodelice (1 l) filtrirane vode plus dodatna količina za namakanje
- 1 čajna žlička (5 ml) vanilijevega ekstrakta (neobvezno)
- $\frac{1}{4}$ čajne žličke (1 ml) soli (neobvezno)
- čajna žlička (2 ml) mletega cimeta (neobvezno) Keto dietno sladilo, po okusu (neobvezno)

PRIPRAVA

1. To mleko je okusno in je lahko odlična izbira za navdušence nad ketogeno dieto, ki se želijo izogniti uživanju številnih mlečnih izdelkov. Vendar komercialno mleko iz orehov pogosto vsebuje nesprejemljive sestavine in sladila. Na srečo je priprava zelo enostavna in lahko uporabite oreščke, ki jih imate pri roki.

2. Oreščke dajte v stekleno skledo ali kozarec in jih popolnoma pokrijte s filtrirano vodo. Pustite jih stati na sobni temperaturi vsaj štiri ure, vendar bo bolje, če jih imate osem ur ali čez noč (do štiriindvajset ur).

3. Oreščke odcedimo in operemo. Dajte jih v kozarec mešalnika in jih na največji moči stepite s štirimi skodelicami filtrirane vode, da nastane homogena pasta.

4. Precedite skozi tanko krpo ali čisto kuhinjsko krpo. Stisnite kašo, da odstranite čim več mleka (glejte nasvet).

5. Če se odločite dodati katero od poljubnih sestavin, splaknite kozarec, nalijte mleko in poljubne sestavine ter stepajte, dokler ne dobite homogene teksture.

6. Posušeno mleko prenesite v nepredušno posodo in shranite v hladilniku. Trajal bo pet dni.

7 4. MAC IN SIR Z NIZKO VSEBNOSTJO MAŠČOB

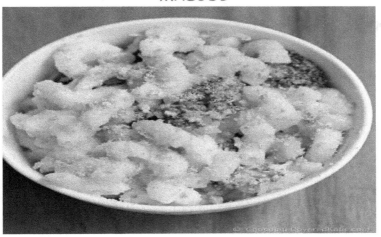

SESTAVINE

- .1 1/2 t. skuhanih in odcejenih makaronov.
- 1 majhna čebula, sesekljana.
- 9 rezin, 2/3 oz močnega sira cheddar z nizko vsebnostjo maščob.
- 1 12 oz pločevinka evaporiranega posnetega mleka.
- 1/2 t. piščančja juha z nizko vsebnostjo natrija.
- 2 1/2 žlici (e) žlici pšenične moke okoli
- .1/4 čajne žličke worcestershire omake.
- 1/2 čajne žličke suhe gorčice.
- 1/8 čajne žličke popra.

- 3 žlice (žlice) drobtin.
- 1 žlica (-e) margarine, zmehčane

PRIPRAVA

2. V globok pekač, poškropljen z rastlinskim oljem, razporedite 1/3 makaronov, 1/2 čebule in sir. Ponovite plasti in končajte z makaroni. Stepajte mleko, juho, moko, gorčico, Worcestershire omako in poper, dokler se ne združijo. Prelijemo po plasteh. Zmešajte drobtine in margarino, nato potresite po vrhu. Pecite nepokrito pri 375 stopinjah 30 minut, dokler ni vroča in mehurčkasta.

7 5. PONAREJENA ARAŠIDOVA OMAKA

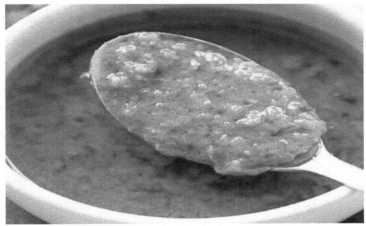

SESTAVINE

- skodelica (120 g) surovega mandljevega masla
- skodelica (120 g) polnomastnega kokosovega mleka
- 2 velika narezana stroka česna
- Sok 1 majhne limete
- 2 žlici (30 ml) tamarija (sojine omake brez glutena)
- 1 žlica (15 ml) naribanega svežega ingverja
- žlica (8 ml) praženega sezamovega olja (glejte opombo)
- žlica (8 ml) avokadovega olja

- ¼ čajne žličke (1 ml) sesekljane rdeče paprike (neobvezno)

PRIPRAVA

1. Obožujem arašidovo omako za zelenjavo, piščanca in kozice. Mnogi ljubitelji paleolitske in ketogene diete pa se zaradi težav z alergijami izogibajo arašidom, saj so tehnično gledano stročnica in ne suho sadje. Poleg tega zagotavljajo več ogljikovih hidratov kot katero koli suho sadje ali semena. Na srečo je ta arašidova omaka, pripravljena z mandljevim maslom, enako dobra kot original in nima dodanih sladil. Poskusite ne pojesti vsega naenkrat!

2. Vse sestavine zmešajte v srednji skledi ali pa uporabite majhnega kuhinjskega robota ali ročnega mešalnika. Hraniti v hladilniku v nepredušni posodi. Trajalo bo dva ali tri dni.

7 6. PRIMAL KITCHEN MAJONEZNI PRELIV IN MODRI SIR

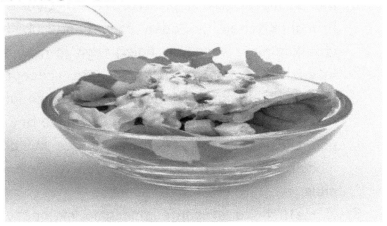

SESTAVINE

- skodelica (120 g) majoneze Primal Kitchen ½ limoninega soka
- ¼ skodelice (60 ml) polnomastnega kokosovega mleka ali goste smetane
- ¼ čajne žličke (1 ml) črnega popra ali več, če potrebujete ¼ skodelice (60 ml) zdrobljenega modrega sira
- sol (neobvezno)

PRIPRAVA

1. Morda nisem zelo nepristranski, a majoneza Primal Kitchen je eden izmed najljubših izdelkov moje shrambe. Poleg tega je njegov intenziven okus popoln za ta recept. Uporabite lahko tudi domačo majonezo ali drugo pakirano majonezo, če jo najdete brez polinenasičenih olj, čeprav boste morda morali prilagoditi aromo, da dobite želeni okus.
2. Z metlico za stepanje zmešamo majonezo, limonin sok, kokosovo mleko in poper.
3. Dodajte modri sir in dobro premešajte. Poskusite in po želji dodajte še sol in poper.

7 7. POPOLNA VINAIGRETTE (Z RAZLIČICAMI)

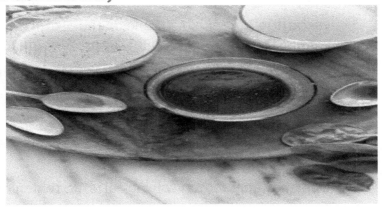

SESTAVINE

- 1 majhna šalotka zelo sesekljana
- 3 žlice (45 ml) jabolčnega kisa
- čajna žlička (1 ml) košer soli
- čajna žlička (1 ml) črnega popra ½ čajne žličke (2 ml) dijonske gorčice
- ¾ skodelice (180 ml) ekstra deviškega oljčnega olja

PRIPRAVA

1. Skoraj vsi industrijski solatni prelivi vsebujejo večkrat nenasičena olja, ki spodbujajo vnetja. Na srečo je njihova priprava doma hitra in enostavna ter predstavlja odličen način za dodajanje zdravih maščob k obroku.
2. V manjšem kozarcu s pokrovom zmešamo šalotko, kis, sol in poper.
3. Dodamo gorčico in olivno olje. Steklenico tesno zaprite in močno pretresite.

Različice

- Limonina vinaigrette: nadomestite kis z enako količino sveže iztisnjenega limoninega soka in dodajte 1 žlico (15 ml) limonine lupinice.
- Grški preliv: dodajte 1 čajno žličko (4 ml) posušenega origana, posušene bazilike in mletega česna.

7 8. "SIR" IZ MAKADAMIJE IN DROBNJAKA

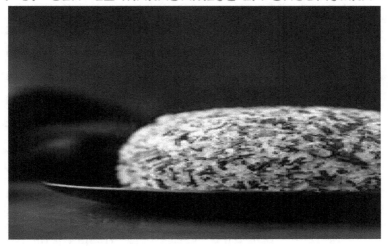

SESTAVINE

- 2 skodelici (250 g) surovih orehov makadamije
- 2 žlici (30 ml) sveže iztisnjenega limoninega soka
- čajna žlička (1 ml) fine morske soli
- čajna žlička (1 ml) črnega popra
- čajna žlička (1 ml) čebule v prahu
- žlička (1 ml) mletega česna
- 1 ali 2 žlici (15 do 30 ml) vroče vode
- 3 ali 4 žlice (45 do 60 ml) narezanega svežega drobnjaka

PRIPRAVA

1. "Sir" iz oreščkov je fantastična možnost za navdušence nad keto dieto, ki ne prenašajo veliko mlečnih izdelkov, a vseeno obožujejo slastno kremnost sira. Ta recept uporablja orehe makadamije, lahko pa tudi druge orehe. Indijski oreščki so zelo vsestranski, čeprav vsebujejo več ogljikovih hidratov (glej recept za osnovno kremo iz indijskih oreščkov. Vedno začni s surovimi oreščki, saj praženi običajno vsebujejo nesprejemljiva olja.

2. S steklenim mešalnikom ali kuhinjskim robotom stepite oreščke makadamije z limoninim sokom, soljo, poprom, čebulo v prahu in mletim česnom, dokler ne nastane gosta pasta in se spotakne. Po potrebi opraskajte stene.

3. Pri delujočem mešalniku ali kuhinjskem robotu postopoma dodajajte vodo, dokler zmes ne dobi želene gostote. Lahko ga ustavite, ko ima "sir" še rahlo teksturo ali nadaljujete s stepanjem, dokler ni zelo homogen.

4. Vlijemo drobnjak in večkrat pritisnemo na stikalo, da se vse premeša.

7 9. PESTO IZ KORENČKOVIH LISTOV

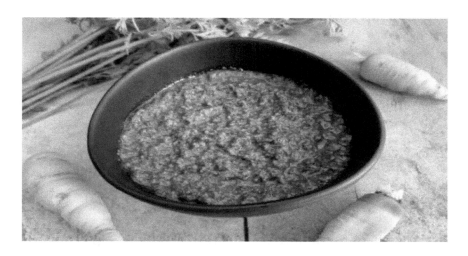

SESTAVINE

- 1 skodelica (30 g) korenčkovih listov in stebel
- skodelica (30 g) surovih orehov makadamije
- skodelica (30 g) surovih lešnikov
- 1 strok manjši strok česna
- $\frac{1}{4}$ skodelice (25 g) naribanega parmezana
- skodelica (180 g) ekstra deviškega oljčnega olja Sol in poper

PRIPRAVA

1. Korenčkovi listi so zelo podcenjeni. Običajno pustim svojega, da ga dodam v lonec, ko pripravljam kostno juho, a če imam dovolj juhe, pripravim malo tega pesta.
2. V majhnem kuhinjskem robotu pretlačite korenčkove liste, orehe, česen in sir, dokler se dobro ne premešajo. Popraskajte stene posode.
3. Ko kuhinjski robot deluje, postopoma dodajajte oljčno olje, dokler pesto ne dobi želene konsistence. Poskusite s soljo in poprom.

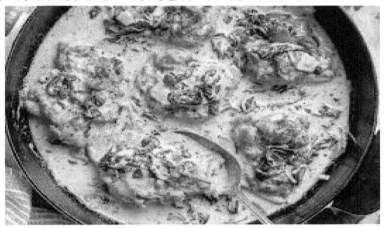

SESTAVINE

- 2 rezini slanine (ne predebele)
- skodelica (100 g) nesoljenega masla pri sobni temperaturi 1 zelo tanko narezan strok česna
- čajna žlička (2 ml) sladke paprike
- čajna žlička (2 ml) feferona
- čajna žlička (2 ml) zdrobljenega posušenega origana
- $\frac{1}{4}$ čajne žličke (1 ml) mlete kumine
- 1/8 čajne žličke (0,5 ml) čebule v prahu $\frac{1}{2}$ čajne žličke (2 ml) košer soli
- $\frac{1}{4}$ čajne žličke (1 ml) črnega popra

PRIPRAVA

1. Da, prav ste prebrali; Ta recept združuje dva naša najljubša izdelka, slanino in maslo. Odlično se stopi na sočnem zrezku ali krožniku umešanih jajc. Za spremembo ga poskusite z nabodali iz kozic, pečenim brstičnim ohrovtom ali zelo pekočim sladkim krompirjem na dan, ko se odločite za več ogljikovih hidratov.

2. Slanino pražimo v ponvi približno tri minute, da hrustljavo zapeče. Prenesite ga na list papirnatih brisač, da se odcedi. Prihranite slanino maščobo za uporabo v drugem receptu.

3. Maslo narežemo na koščke in jih damo v manjšo skledo. Zdrobite jih z vilicami.

4. Dodamo česen, sladko in pekočo papriko, origano, kumino, čebulo v prahu, sol in poper ter dobro premešamo.

5. Slanino nadrobimo ali nasekljamo. Dodamo ga k maslu in premešamo.

6. Masleno mešanico namažemo na približno 30 cm velik kos peki papirja. Oblikujemo valj in tesno zvijemo. Zasukajte konce, da jih zaprete.

7. Maslo do uporabe hranimo v hladilniku (lahko tudi zamrznemo).

8 1. PIŠČANČJA JETRNA PAŠTETA

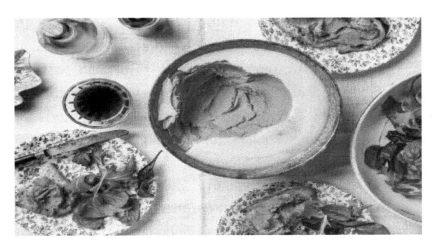

SESTAVINE

- 225 g piščančjih jeter
- 6 žlic (85 g) masla
- 2 žlici (30 ml) slanine maščobe
- majhna čebula narezana na kolobarje 1 velik strok česna file
- 2 žlici (30 ml) rdečega vinskega kisa
- 1 žlica (15 ml) balzamičnega kisa
- 1 čajna žlička (5 ml) dijonske gorčice
- žlica (75 ml) sveže rezanega rožmarina Sol in poper po okusu
- Solni kosmiči (tip Maldon) za okras

PRIPRAVA

1. Jetra so eno najbolj zdravih živil, kar jih obstaja, zato je škoda, da so na tako slabem glasu. Upajmo, da vam bo ta okusna pašteta pomagala spremeniti mnenje o tej zvezdniški hrani. Jemo ga lahko z vejami zelene, rezinami kumare ali rdeče paprike. In celo z jabolčnimi rezinami.

2. Odstranite vlaknate dele jeter. V srednji ponvi na zmernem ognju stopite dve žlici (30 ml) masla in slanine. Dodamo čebulo in jetra ter pražimo šest do osem minut.

3. Vlijemo česen in pražimo še eno minuto. Ogenj nekoliko znižamo in dodamo obe vrsti kisa, gorčico in rožmarin. Kuhajte približno pet minut, dokler skoraj vsa tekočina ne izpari in so jetra dobro pečena.

4. Celotno vsebino ponve premaknite v kuhinjskega robota. Večkrat pritisnite na stikalo, da vse premešate. Postrgajte po stenah posode in dodajte dve žlici (30 g) masla. Obdelujte, dokler ne dobite povsem homogene teksture. Ponovno opraskajte stene posode. Dodajte drugi dve žlici (30 g) masla in mešajte, dokler ne dobi popolnoma homogene teksture.

5. Poskusite s soljo in poprom. Testenine preložite v posamezne sklede in pokrijte s prozorno folijo. Shranjujte v hladilniku. Pred serviranjem vsako skledo potresemo z malo morske soli.

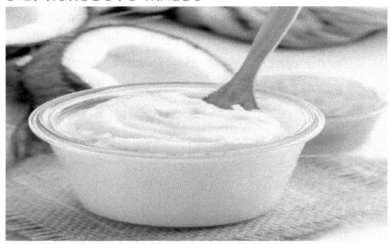

SESTAVINE

- 4 skodelice (350 do 400 g) nesladkanih kokosovih kosmičev

PRIPRAVA

1. Če še nikoli niste poskusili kokosovega masla, vas čaka prijetno presenečenje. Dodate ga lahko h kavi ali smutijem, ga zmešate s koreninami, uporabite v jedeh s karijem ali pa ga uživate namazanega v debeli plasti na nekaj jabolčnih rezinah ali košku temne čokolade. Poleg tega je glavna sestavina maščobnih črpalk. Steklenico boste želeli imeti vedno pri roki!

2. Če uporabljate kuhinjskega robota: kokosove kosmiče dajte v kuhinjski robot in jih stepajte največ petnajst minut, po potrebi popraskajte stene (nekateri kuhinjski roboti trajajo malo dlje).

3. Če uporabljate stekleni mešalnik: V kozarec dajte polovico kokosovih kosmičev in stepajte minuto. Dodamo preostanek in stepamo še največ deset minut, po potrebi popraskamo po stenah. Pazite, da se mešalnik ne segreje preveč!

4. Kokosovo maslo prenesite v npredušno posodo, dokler ni pripravljeno za uporabo (lahko ga shranite na sobni temperaturi). Po potrebi ga pred serviranjem pet do deset sekund segrevajte v mikrovalovni pečici.

5. Pri obeh metodah bo kokosovo maslo šlo skozi tri stopnje. Najprej bo zelo zdrobljen, nato bo postal granulirana tekočina in na koncu bo pridobil homogeno strukturo. Če niste prepričani, da je postopek končan, poskusite. Končni izdelek mora biti homogen in rahlo granuliran, na primer sveže zmleto maslo iz oreščkov.

8 3. PAŠTETA IZ DIMLJENEGA LOSOSA

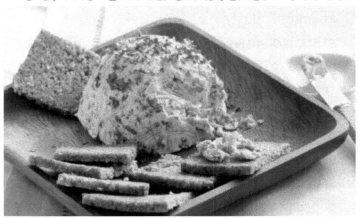

SESTAVINE

- 4 žlice (60 g) masla pri sobni temperaturi
- 1 žlica (15 g) ekstra deviškega oljčnega olja
- 2 žlici (30 ml) sesekljanega svežega drobnjaka
- 2 žlici (30 ml) posušenih kaper (30 ml)
- 2 žlici (30 ml) sveže iztisnjenega limoninega soka
- 225 g kuhanega fileja lososa, brez kosti in kože
- 115 g dimljenega lososa, narezanega na majhne kocke. Sol in poper po okusu

PRIPRAVA

1. To je fantastičen način, da izkoristite ostanke lososa. Ta pripravek, poln zdravih maščob, lahko uživate pri zajtrku, kosilu ali večerji ali kot zdrav prigrizek. Narejen je v nekaj minutah, a je tako dobrega okusa, da zmore navdušiti jedce najbolj izbrane večerje. Nekaj žlic dajte na liste radiča ali endivije, da jo elegantno predstavite.

2. V srednje veliki skledi z vilicami zmešajte maslo in olivno olje. Dodamo drobnjak, kapre in limonin sok.

3. Kuhanega lososa z vilicami razdelite na majhne koščke in ga dodajte masleni mešanici. Dodamo dimljenega lososa in dobro premešamo ter ga rahlo zdrobimo. Napolnimo skledo, pokrijemo in do serviranja paštete shranimo v hladilniku.

8 4. OLIVE Z OREHI

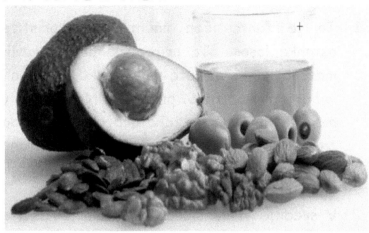

SESTAVINE

- 1 skodelica (250 ml) oliv brez kosti (uporabite mešanico zelenih in črnih)
- 2 fileja inčunov v oljčnem olju (glej nasvet)
- skodelica (60 ml) sesekljanih orehov 1 strt strok česna
- 1 žlica (15 ml) odcejenih kaper
- 1 žlica (15 ml) sesekljane sveže bazilike
- 3 žlice (45 ml) ekstra deviškega oljčnega olja

PRIPRAVA

1. Tradicionalna oliva je mešanica oljk, kaper, sardonov in čebule, zdrobljenih v admiralstvu, in se običajno postreže z majhnimi toasti. To je fantastičen način, da v svojo prehrano vključimo te majhne ribe, bogate z omega maščobnimi kislinami. Hrustljav pridih oreščkov nadomesti pridih toasta. To olivo postrezite na rezinah kumare ali rdeče paprike, z njo namažite pečenega piščanca ali dodajte več olivnega olja za solatni preliv.

2. V malem kuhinjskem robotu (ali v sirupu) zmešamo sestavine in desetkrat pritisnemo na stikalo. Postrgajte stene posode in nadaljujte s pritiskanjem, dokler olive ne dobijo želene konsistence.

3. Preložimo v skledo, pokrijemo s prozorno folijo in postavimo v hladilnik do serviranja.

8 5. CARNITAS V POČASNEM KUHALNIKU

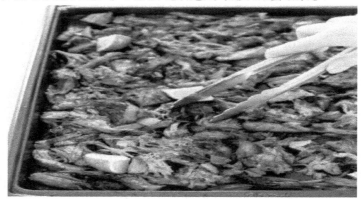

SESTAVINE

- 1 čajna žlička (5 ml) košer soli
- 1 čajna žlička (5 ml) mlete kumine
- 1 čajna žlička (5 ml) posušenega origana
- čajna žlička (2 ml) črnega popra 1 svinjsko pleče brez kosti (1,8 kg)
- 1 skodelica (250 ml) piščančje ali goveje juhe 1 na tanke rezine narezana pomaranča
- Zelo sesekljano čebulo
- Svež Cilantro Cut
- Na kocke narezan avokado
- Redkvice na tanke rezine
- Rezine limete
- Jalapeño prstani

- Listi solate ali zelja

PRIPRAVA

1. Če me čaka naporen teden, v nedeljo pripravim karnite za cel teden. Najbolje jih pogrejete tako, da jih položite na pekač, pod žar.

2. V manjši skledi zmešamo sol, kumino, origano in poper. Z mesa odstranite odvečno maščobo (zanima nas, da ostane nekaj maščobe, zato bo treba odstraniti le velike kose). Meso natrite z mešanico soli in začimb.

3. Dodajte juho na dno počasnega kuhalnika. V notranjost položite meso in ga pokrijte z rezinami pomaranč. Kuhajte ga osem do deset ur pri nizki temperaturi (najprimernejša možnost) ali šest ur pri visoki temperaturi.

4. Meso previdno odstranite iz počasnega kuhalnika in zavrzite pomarančne rezine. Z dvema vilicama raztrgajte meso.

5. Narezano meso po želji razporedimo po krožniku ali pekaču. Vključite žar na nizko temperaturo in postavite rešetko pečice približno 10 cm od toplote. Mesno posodo postavimo pod žar in pustimo, da se

hrustljavo zapeče ter pazimo, da se ne zažge.

6. Razdelite na porcije in postrezite s poljubnimi sestavinami. Po želji postrezite s solato ali zeljnimi listi za pripravo nekaj paleolitskih tacosov.

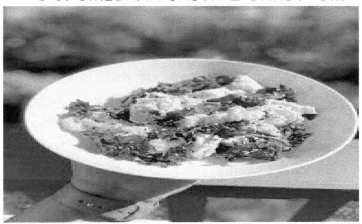

SESTAVINE

- 2 žlici (30 ml) slanine ali avokadovega olja
- skodelica (50 g) sesekljane rdeče čebule in 40 g sesekljane rdeče paprike 1 strok česna
- 1 žlica (5 g) na soncu sušenih ali pečenih paradižnikov (glejte opombo) 2 skodelici (475 g) karnitas v počasnem kuhalniku
- 1 čajna žlička (5 ml) košer soli
- 1 čajna žlička (5 ml) posušenega origana
- ¾ čajne žličke (4 ml) mlete kumine Sveže mlet črni poper
- 2 skodelici (30 g) sesekljanih listov ohrovta (½ šopka) ½ limoninega soka
- 1/3 skodelice (30 g) naribanega čedar sira

PRIPRAVA

1. To je odličen način, da izkoristite ostanke karnit za pripravo druge jedi. Rada zajtrkujem, ko se mi ne da jesti jajc.
2. V veliki ponvi na zmernem ognju segrejte slanino. Nalijte čebulo in poper. Pražimo pet minut, da se zelenjava začne mehčati. Dodamo česen in pražimo še eno minuto.
3. Vključite paradižnik in meso. Mešajte dokler ni vroče.
4. V manjši skledi zmešajte sol, origano, kumino in poper. Dodamo v ponev in dobro premešamo.
5. Vlijemo nasekljan ohrovt (morda bo treba dvakrat, odvisno od velikosti ponve). Ko se ohrovt začne mehčati, dodamo limonin sok in dobro premešamo.
6. Enakomerno potresemo s sirom, zmanjšamo ogenj in pokrijemo.
7. Kuhamo toliko časa, da se sir stopi (če je ponev primerna za v pečico, jo lahko postavimo pod žar, da se po vrhu zapeče).
8. Razdelite na dva dela in postrezite.

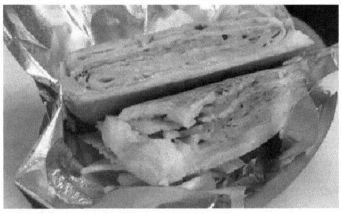

SESTAVINE

- 1 čajna žlička (5 ml) avokadovega olja
- 4 skodelice (1 kg) karnit v počasnem kuhalniku
- 1 čajna žlička (5 ml) košer soli
- Sveže mleti črni poper
- ½ limetinega soka
- 1 skodelica (250 ml) narezanih kislih kumaric (normalnih ali začinjenih, ne sladkih)
- 6 tankih rezin kuhane šunke (najboljše možne kakovosti)
- 3 žlice (45 ml) dijonske gorčice
- 2 skodelici (180 g) naribanega švicarskega sira

PRIPRAVA

1. Še ena fantastična ideja, kako izkoristiti ostanke karnit. Ta različica tradicionalnega kubanskega sendviča odstrani kruh in pusti najboljše: okusen nadev. Jemo ga z nožem in vilicami ali pa ga zavijemo v zeljne liste.

2. Rešetko pečice postavite na razdaljo 10 do 15 cm od žara in jo vključite na minimalno temperaturo. Z avokadovim oljem malo namastite ploščo ali jed, pripravljeno za žar. Narezano svinjino razporedite v plast približno 2 cm. Začinimo in pokapljamo z limetinim sokom. Postavite pod žar in pecite približno dve minuti, dokler vrh ne začne rjaveti.

3. Odstranite ploščo iz pečice, ne da bi ugasnili žar. Razporedite rezine kumare, nato pa šunko. S hrbtno stranjo žlice ali lopatice previdno razporedite gorčico po rezinah šunke. Na šunko potresemo sir v homogeni plasti.

4. Krožnik vrnemo pod žar za eno do dve minuti, da se del bolj zapeče. Pazite na sir, da se stopi in začne brbotati ter porjaveti, ne da bi se zažgal.

8 8. MLETO MESO PEČK Z MASLENIMI MANDLJI

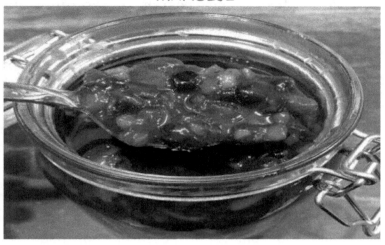

SESTAVINE

- 700 g mletega govejega mesa
- 1 čajna žlička (5 ml) himalajske rožnate soli
- žlička (2 ml) mletega popra
- čajna žlička (2 ml) mletega cimeta
- skodelica (120 ml) surovega mandljevega masla

PRIPRAVA

1. Pri tako preprostem receptu je najpomembnejša kakovost sestavin. Priporočam mleto meso wagyu, vrsto japonske krave, ki je podobna Kobeju (če ga ne najdete v trgovinah v vaši okolici, ga lahko naročite prek spleta). Na prvi pogled se bo ta recept morda zdel nekoliko nenavaden, a poskusite ga naslednjič, ko se boste morali dlje časa upirati. Ta jed vam bo dala veliko energije in občutek dolgotrajne sitosti, ki vam bo omogočil šesturni sprehod po deževnem gozdu. Če ste na vrsti za kuhanje, pomnožite sestavine s pet, da nahranite svoje sošolce.

2. V srednje veliki ponvi na srednjem ognju pražite meso šest do osem minut, dokler ni dobro pečeno. Dodamo sol, poper in cimet. Dobro premešamo.

3. Po žlicah dodajte mandljevo maslo in močno premešajte. Ko je dobro vključeno, odstranite z ognja. Razdelimo v štiri sklede in takoj postrežemo.

8 9. LAHKA TUNA, DUŠENA S PRELIVOM IZ ZELIŠČ IN LIMETE

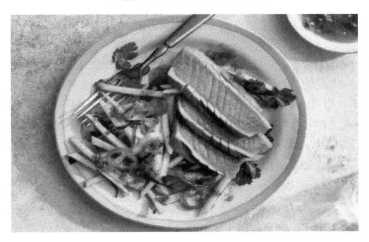

SESTAVINE
- 170 g lahkega tuninega zrezka za suši
- Morska sol
- Sveže mleti črni poper
- 2 žlici (30 ml) avokadovega olja

Zelišča + obleka Lima
- 1 skodelica (150 g) svežega cilantra
- 1 skodelica (150 g) svežega peteršilja
- 1 čajna žlička (5 ml) limetine lupinice
- Sok 2 majhnih limet (1½ do 2 žlici; 25 ml)
- 2 žlici (30 ml) tamarija (sojine omake brez glutena)
- 1 žlica (15 ml) praženega sezamovega olja
- 1 strok česna, narezan na tanke rezine ali strt
- 2,5 cm velik kos svežega ingverja, na drobno narezan ali nariban

- ½ skodelice (60 do 120 ml) ekstra deviškega oljčnega olja ali avokadovega olja Ščepec rdeče paprike v majhnih koščkih (neobvezno)

PRIPRAVA

1. Priprava rahlo popečene tune se morda zdi težavna, vendar ni. Če želite hitro in preprosto jed, ki bo navdušila vaše goste, je to idealno. Tuno postrezite s preprosto zeleno solato.
2. Tunin zrezek narežemo na dva ali tri podolgovate pravokotne kose. Poprajte obe strani vsakega kosa.
3. Koper in peteršilj dajte v majhen kuhinjski robot (glejte opombo). Zelišča sesekljajte. Dodajte lupinico in limetin sok, tamari, sezamovo olje, česen in ingver. Večkrat pritisnite na stikalo, da dobro premešate. Popraskajte stene posode.
4. Ko robot teče, počasi dodajte oljčno olje. Ponovno popraskajte stene in večkrat pritisnite stikalo. Če je omaka pregosta, dodajte še olje, dokler ne dobite želene gostote.
5. V veliki ponvi segrejte avokadovo olje na srednje močnem ognju, dokler ni precej vroče. Tuno nežno položite v olje in jo na vsaki strani dušite eno minuto, ne da bi se premaknila. Tuna bo rožnata v sredini. Če želite narediti več, boste morali čas kuhanja nekoliko podaljšati.
6. Tuno vzamemo iz ponve, jo narežemo na približno 15 mm debele kose, dodamo preliv in postrežemo.

9 0. POLNJEN PARADIŽNIK

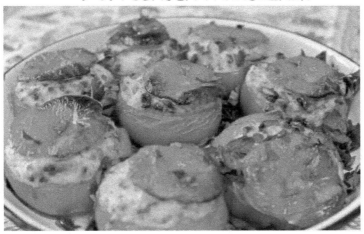

SESTAVINE

- 6 srednje velikih paradižnikov
- 225 g mletega govejega mesa
- 1 čajna žlička (5 ml) posušene bazilike
- ½ čajne žličke (2 ml) košer soli
- čajna žlička (1 ml) črnega popra 6 srednjih jajc

PRIPRAVA

1. Ta preprost recept je boljši, če ga pripravite s svežimi paradižniki z vrta. Če želite, lahko uporabite purana ali piščanca in celo jagnjetino.
2. Pečico segrejte na 200 ° C. Z ostrim nožem odrežite stebla paradižnika. Z žlico previdno odstranite semena in jih zavrzite.
3. Paradižnike dajte v manjši pekač, primeren za pečico, ali pa uporabite krožnik za mafine z velikimi votlinami. Pečemo pet minut.
4. Meso pražite v srednji ponvi približno petindvajset minut, dokler ni dobro pečeno. Začinite s soljo in poprom ter dodajte baziliko.
5. Paradižnik vzamemo iz pečice in vključimo samo žar (če je nastavljiv, na nizko temperaturo). Meso razdelimo na šest delov in ga z žlico polagamo v paradižnik.
6. V vsak paradižnik olupimo jajce ter še malo solimo in popramo.
7. Paradižnik potisnemo v pečico za približno pet minut, na razdalji 10 do 15 cm od žara, da se beljak strdi, rumenjaki pa še tekoči.

NAJBOLJŠI PEČEN PIŠČANEC

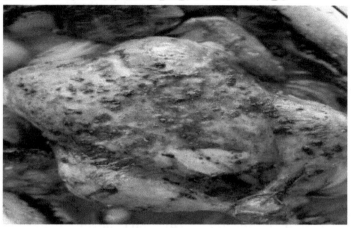

SESTAVINE

- 4 polovice piščančjih prsi brez kosti in kože (približno 1 kg)
- 3 žlice (45 ml) košer soli
- Ledene kocke
- 2 žlici (30 ml) avokadovega olja
- 2 žlici (30 ml) začimb za piščanca (pazite, da nimajo dodanega sladkorja)

PRIPRAVA

1. Zagotovo bo ta okusen piščanec hitro postal ena izmed najljubših družinskih jedi. Okusna je ob raznoliki solati, zavita v zeljne liste s porcijo Primal majoneze ali preprosto postrežena z vašo najljubšo pečeno zelenjavo. Skrivnost je v slanici, zaradi katere je piščanec okusen in mehak.
2. Vsako piščančjo prso prerežite diagonalno na tri podolgovate dele.
3. Zavrite skodelico (240 ml) vode. V veliki kovinski ali stekleni posodi zmešajte vrelo vodo in sol. Ko se sol raztopi, nalijte liter hladne vode in nekaj kock ledu. Dodajte kose piščanca in jih pokrijte z 2-5 cm hladne vode. Postavite v hladilnik za petnajst minut.
4. Piščanca odcedimo. Če se želite izogniti slanosti, jo zdaj sperite, čeprav ni nujno. V prazni skledi zmešajte olje in začimbe za piščanca. Nato damo piščanca v olje. Pustite stati nekaj minut.
5. Segrejte žar na srednje močnem ognju. Ko je vroče, položite kose piščanca in pokrijte. Pečemo približno štiri minute, obrnemo in pečemo še tri ali štiri minute, dokler notranja temperatura ne doseže 75 °C.
6. Odstranite piščanca z žara in postrezite.

9 2. PIŠČANČJA NABODALA

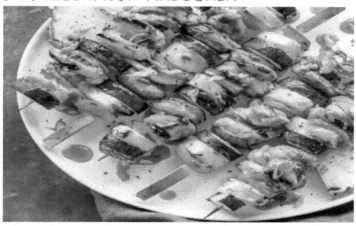

SESTAVINE

- 1 kg polovice piščančjih prsi brez kosti in kože
- 24 majhnih jurčkov (približno 225 g)
- 1 velika rumena čebula
- 2 papriki (barva po vaši želji)
- skodelica (60 ml) avokadovega olja 1 čajna žlička (5 ml) posušenega origana
- 1 čajna žlička (5 ml) posušene bazilike ½ čajne žličke (2 ml) mletega česna ½ čajne žličke (2 ml) košer soli
- ½ čajne žličke (2 ml) črnega popra
- 8 kratkih nabodal (namočenih v vodi, če so iz lesa ali bambusa)

PRIPRAVA

1. Nabodala so moja najljubša jed, ko ljudje pr\idejo domov uživat v neformalnem poletnem žaru. Lahko jih pripravite vnaprej ali pa jih pripravite kar gostom. Ker se popečejo v trenutku, vam ne bo treba skrbeti za žar, medtem ko se vaši gostje zabavajo.

2. Vsako piščančje prsi razrežite na osem ali deset enako velikih kosov in jih dajte v stekleno skledo. Gobe operemo in jim odstranimo noge. Čebulo in papriko narežemo na velike kose. Vse skupaj dajte v drugo skledo.

3. Zmešajte olje in začimbe. V vsako skledo vlijemo polovico mešanice in dobro premešamo. Dve skledi postavimo v hladilnik in mariniramo dvajset minut.

4. Na nabodala nataknite izmenično piščanca in zelenjavo. Likalnik segrejte na srednje visoko temperaturo.

5. Nabodala položimo na žar (ali pod žar) za približno tri minute na vsako stran, jih obračamo, da se povsod dobro zapečejo, pribl.

6. Skupaj deset ali dvanajst minut. Preverite piščanca s termometrom za takojšnje

odčitavanje, da se prepričate, ali je dobro pečen (notranja temperatura mora biti 75 °C).

7. Nabodala premaknite na vir in postrezite.

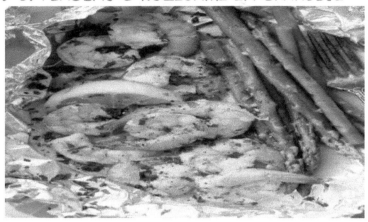

SESTAVINE

- 2 žlici (30 ml) avokadovega olja
- 3 narezani stroki česna
- 4 žlice (60 g) masla
- 1 šopek špargljev (450 g)
- 2 čajni žlički (10 ml) košer soli
- 1 čajna žlička (5 ml) sveže mletega črnega popra
- 680 g olupljenih kozic
- ½ čajne žličke (1-2 ml) sesekljane rdeče paprike (neobvezno) 1 srednja limona, prerezana na pol
- 1 skodelica (90 g) naribanega parmezana
- 2 žlici (30 ml) sesekljanega svežega peteršilja (neobvezno)

PRIPRAVA

1. Sploh ne maram pomivati enolončnic, zato je moja stvar priprava hrane v eni posodi. Poleg

tega je ta preprosta jed pripravljena v manj kot dvajsetih minutah. Všeč vam bo!

2. Pečico segrejte na 200 ° C. V majhni ponvi na srednjem ognju segrejte avokadovo olje. Česen pražimo, dokler ne spusti vonja in ne porjavi, približno tri minute. Dodajte maslo in kuhajte, dokler ne začne brbotati. Odstranite z ognja.

3. Špargljem odstranimo trde konce in konice položimo na pekač. Dve žlici (30 ml) masla prelijemo s česnom in jih nekajkrat obrnemo, da se dobro prekrijejo. Razporedite jih v eno plast in jih potresite s polovico soli in popra. Postavite jih v pečico za pet minut, dokler niso mehki in rahlo popečeni.

4. Na eno polovico krožnika položimo šparglje. V drugo polovico položite kozice. Prelijemo s preostankom masla s česnom in jih nekajkrat obrnemo, da so dobro prekrite. Razporedite jih v eno plast in jih potresite s preostankom soli in popra. Dodajte rdečo papriko, če jo uporabljate. Na kozico ožamemo limono in jo narežemo na četrtine. Sobe postavimo med kozice.

5. Samo na šparglje potresemo parmezan in krožnik za pet do osem minut postavimo v pečico, da kozice postanejo neprosojne. Čez kozice prelijemo peteršilj, če ga uporabljamo, in takoj postrežemo.

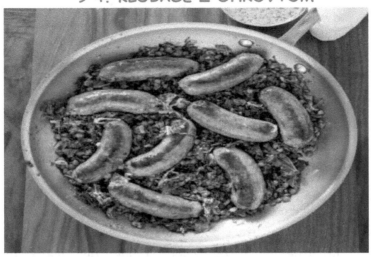

SESTAVINE

- 1 šopek ohrovta katere koli sorte
- $\frac{1}{2}$ srednje narezane čebule
- 1 paket piščančjih klobas
- 2 žlici (30 ml) kokosovega olja ali avokada
- 2 žlici (30 ml) masla
- 8 čistih in narezanih gob
- 1 čajna žlička (5 ml) košer soli
- $\frac{1}{2}$ čajne žličke (2 ml) črnega popra
- 1 skodelica (250 ml) piščančje juhe (po možnosti domače)
- $\frac{1}{4}$ čajne žličke (1 ml) sesekljane rdeče paprike (neobvezno)

PRIPRAVA

1. Če kdo od vaših prijateljev ali družinskih članov pravi, da ne mara ohrovta, mu dajte poskusiti to jed. Ta recept lahko prilagodite okusu in dodate želeno zelenjavo in katero koli vrsto klobase. Preizkusite različne kombinacije, da vidite, katera vam je najbolj všeč. Pazite pa, da izberete klobase, ki vsebujejo samo čiste sestavine, brez dodanih sladkorjev, nitratov ipd.

2. Z ostrim nožem odrežite debela stebla ohrovta, ki so v delih listov. Narežemo jih na kose velikosti, podobne nasekljani čebuli. Ohrovtove liste narežemo na tanke trakove.

3. Klobase narežemo na 2,5 cm velike kose. V veliki ponvi segrejte žlico (15 ml) olja. Polovico klobas položite v eno plast in prepražite do zlato rjave barve. Obrnemo jih in dve minuti popečemo še na drugi strani. Odstranite jih in ponovite postopek z drugo polovico klobas. Odstranite jih iz ponve.

4. Drugo žlico (15 ml) olja segrejte na srednji vročini v ponvi. Dodamo čebulo in narezana stebla ohrovta ter zelenjavo pražimo približno pet minut, da se začne mehčati. Zelenjavo potisnemo na rob ponve in v sredini raztopimo maslo. Dodamo gobe in jih nekaj minut pražimo. Solimo in popramo. Dobro premešamo.

5. Dodamo ohrovtove liste in vse premešamo. Pražimo tri do pet minut, dokler se listi ne zmehčajo. Klobase vrnite v ponev skupaj z juho in sesekljano rdečo papriko, če jo uporabljate.

Malo povečajte ogenj. Ko tekočina začne vreti, zmanjšajte ogenj in počakajte, da skoraj vse izhlapi. Poskusite in po potrebi dodajte sol. Postrezite takoj.

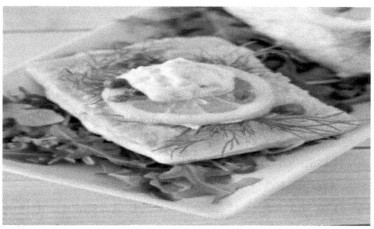

SESTAVINE

- 4 fileji lososa s kožo, vsak približno 170 g
- žlica (7,5 ml) avokadovega olja Lupina ½ velike limone
- Košer sol
- Sveže mleti črni poper

Alioli To Drop

- ½ skodelice (120 ml) majoneze Primal Kitchen ali druge majoneze, primerne za paleolitsko prehrano
- 2 majhna narezana stroka česna
- 2 čajni žlički (15 ml) sveže iztisnjenega limoninega soka
- 1 žlica (15 ml) sesekljanega svežega kopra
- čajna žlička (1 ml) košer soli

- čajna žlička (1 ml) sveže mletega črnega popra lupina ½ velike limone

PRIPRAVA

1. Ta file lososa, pečen na nizki temperaturi, se topi v ustih. Tako pripravljen je losos precej rožnat, zato naj vas ne skrbi, ko ga vzamete iz pečice in bo še vedno videti surov. Nasprotno, to bo najbolje narejena riba, kar ste jih kdaj jedli!
2. Pečico segrejte na 135 ° C. Lososove fileje položite v železen lonec ali pekač. Olje zmešajte s polovico limonine lupinice in pobarvajte zgornji del ribe. Sol in poper Lososa pečemo od šestnajst do osemnajst minut, dokler ga z vilicami ne razdelimo na majhne koščke.
3. Medtem ko je losos v pečici, zmešajte majonezo s česnom, lupinico in limoninim sokom, koprom, soljo in poprom.
4. Postrezite lososa skupaj z aioli.

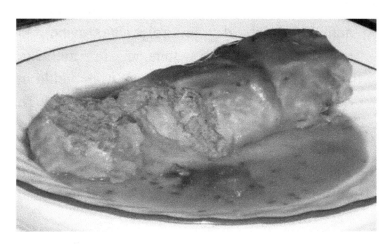

SESTAVINE

- 2 zeljna lista, večji je boljši
- 4 rezine kakovostnih puranjih prsi (brez dodanega sladkorja ali nitritov ali drugih škodljivih sestavin)
- Skozi ponev preložimo 4 rezine slanine
- 2 rezini švicarskega sira, prerezanih na pol
- ½ skodelice (120 ml) paleolitske zeljne solate

PRIPRAVA

1. Po eksperimentiranju z različnimi možnostmi sem ugotovil, da je zelje sestavina, ki najbolje nadomesti somune in mehiške tortilje. Je zelo blagega okusa, njeni veliki in debeli listi pa odlično držijo nadev. Ta sendvič je malo zapleten za jesti, a je odličen.

2. Zelju z ostrim nožem odstranimo debelo osrednje steblo (lahko boste morali list malo zarezati in ga pustiti v obliki srca).

3. Na sredino vsakega lista položite dve rezini purana, dve rezini slanine in dve polovici rezine sira, tako da na robovih pustite rob. Z žlico nanesite $\frac{1}{4}$ skodelice (60 ml) zeljne solate na vsak list, blizu vrha (stran od konca stebla).

4. Začnite na vrhu, ovijte zeljno solato s konico lista in zvijte sendvič. Zavihajte robove kot burrito. Zvitke zaprite z dvema palčkama in prerežite na pol za postrežbo.

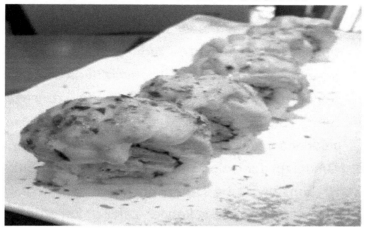

SESTAVINE

- 2 pločevinki tune po 140 g (ne odcejajte)
- ½ skodelice (120 ml) majoneze Primal Kitchen ali druge majoneze, primerne za paleolitsko prehrano
- 2 žlici (30 ml) odcejenih kaper
- 1 na kocke narezano steblo zelene
- 1 majhen korenček, narezan na kocke
- 4 na kocke narezane redkvice
- Sol in poper po okusu
- skodelica (60 g) filetiranih mandljev 2 žlici (15 g) sončničnih semen

PRIPRAVA

1. Še ena ideja za uporabo zeljnih listov. To solato lahko uživate tudi z zelenjavo, z rezinami redkvic, s čipsom iz kumaric ali samostojno. Bodite prepričani, da izberete tuno, ulovljeno na trajnosten način in pakirano v vodi ali oljčnem olju.
2. Tuno izpraznite v skledo skupaj s tekočino za konzerviranje. Razdrobite ga z vilicami. Dodajte majonezo, kapre, zeleno, korenje in redkev. Poskusite s soljo in poprom.
3. Mandlje sesekljajte s kuharskim nožem. Tik pred serviranjem jih dodamo k tunini solati in vse skupaj potresemo s sončničnimi semeni.

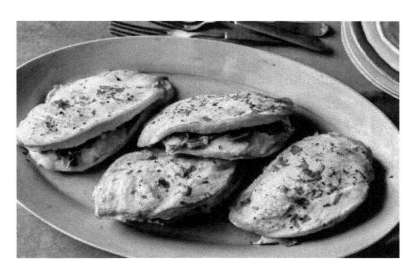

SESTAVINE

- 1 žlica olja
- 1/2 skodelice bele čebule, filete
- 1 skodelica nopala, narezanega na trakove in kuhanega
- dovolj soli
- dovolj origana
- dovolj popra
- 4 piščančje prsi, sploščene
- 1 skodelica sira Oaxaca, naribanega
- 1 žlica olja, za omako
- 3 stroki česna, sesekljani, za omako
- 1 bela čebula, narezana na osmine, za omako

- 6 paradižnikov, narezanih na četrtine, za omako582
- 1/4 skodelice svežega koriandra, svežega, za omako
- 4 guajillo čili, za omako
- 1 žlica pimenta, za omako
- 1 skodelica piščančje juhe, za omako
- 1 ščepec soli, za omako

PRIPRAVA

6. Za nadev na zmernem ognju segrejemo ponev z oljem, pražimo čebulo z nopalkami, dokler ne prenehajo puščati sline, po želji začinimo s soljo, poprom in origanom. Rezervacija.
7. Na desko položimo piščančje prsi, polnjene z nopalami in sirom Oaxaca, zvijemo, začinimo s soljo, poprom in malo origana. Po potrebi pritrdite z zobotrebcem.
8. Na močnem ognju segrejte žar in pecite piščančje zvitke, dokler niso pečeni. Zvitke narežemo in še vroče prihranimo.
9. Za omako segrejte ponev na zmernem ognju z oljem, pražite česen s čebulo do zlate barve, dodajte paradižnik, koriander, guajillo čili, piment, koriandrova semena. Kuhamo 10

minut, zalijemo s piščančjo juho, začinimo s soljo in kuhamo še 10 minut. Rahlo ohladite.

10. Omako mešajte, dokler ne dobite homogene zmesi. Serviramo na krožnik kot ogledalo, nanj položimo piščanca in uživamo.

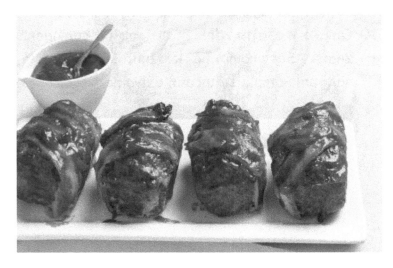

SESTAVINE

- 1 kilogram mlete govedine
- 1/2 skodelice mletega kruha
- 1 jajce
- 1 skodelica čebule, drobno sesekljane
- 2 žlici česna, drobno mletega
- 4 žlice kečapa
- 1 žlica gorčice
- 2 žlički drobno sesekljanega peteršilja
- dovolj soli
- dovolj popra
- 12 rezin slanine
- dovolj kečapove omake, za lakiranje
- dovolj peteršilja, za dekoracijo

PRIPRAVA

6. Pečico segrejte na 180°C.
7. V skledi zmešamo mleto govedino z drobtinami, jajcem, čebulo, česnom, kečapom, gorčico, peteršiljem, soljo in poprom.
8. Od mesne zmesi odvzamemo približno 150 g in jo s pomočjo rok oblikujemo v krog. Ovijte s slanino in položite na pomaščen pekač ali povoščen papir. Po vrhu kolačkov in slanine premažite s kečapom.
9. Pečemo 15 minut oziroma dokler meso ni pečeno in slanina zlato rjavo zapečena.
10. Postrezite s peteršiljem, poleg solate in testenin.

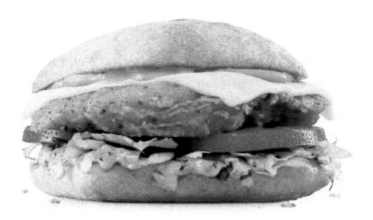

SESTAVINE

- 1/2 skodelice choriza, zdrobljenega
- 1/2 skodelice slanine, sesekljane
- 2 žlici česna, drobno mletega
- 1 rdeča čebula, narezana na koščke
- 2 piščančji prsi, brez kože, brez kosti, narezani na kocke
- 1 skodelica gob, filet
- 1 rumena paprika, narezana na kocke
- 1 rdeča paprika, narezana na kocke
- 1 paprika, pomaranča narezana na krhlje
- 1 buča, narezana na polmesece
- 1 ščepec soli in popra
- 1 skodelica naribanega sira Manchego
- po okusu koruzne tortilje, za prilogo

- po okusu omake, za prilogo
- po okusu limone, za prilogo

PRIPRAVA

4. Na srednjem ognju segrejte ponev in prepražite chorizo in slanino do zlato rjave barve. Dodamo česen in čebulo ter pražimo do prozornosti. Dodamo piščanca, začinimo s soljo in poprom ter kuhamo do zlato rjave barve.

5. Ko je piščanec kuhan, dodajte zelenjavo eno za drugo in kuhajte nekaj minut, preden dodate naslednjo. Na koncu dodamo sir in kuhamo še 5 minut, da se stopi, popravimo začimbe.

6. Žico postrezite zelo vročo skupaj s koruznimi tortiljami, salso in limono.

ZAKLJUČEK

Diete z nizko vsebnostjo maščob veljajo za priljubljeno metodo hujšanja.

Vendar so diete z nizko vsebnostjo ogljikovih hidratov povezane z večjo kratkoročno izgubo teže, skupaj s povečano izgubo maščobe, zmanjšano lakoto in boljšim nadzorom krvnega sladkorja.

Medtem ko je potrebnih več študij o dolgoročnih učinkih vsake diete, študije kažejo, da so lahko diete z nizko vsebnostjo ogljikovih hidratov prav tako učinkovite pri izgubi teže kot diete z nizko vsebnostjo maščob – in lahko nudijo številne dodatne koristi za hujšanje. zdravje.

Ne glede na to, ali se odločite za dieto z nizko vsebnostjo ogljikovih hidratov ali z nizko vsebnostjo maščob, ne pozabite, da je ohranjanje dolgoročnega vzorca prehranjevanja eden najbolj kritičnih dejavnikov za uspeh pri hujšanju in splošnem zdravju.